中医非物质文化遗产临床经典读本

第二辑

柳选四家医案

清·柳宝诒◎著

成　莉◎校注

中国健康传媒集团

中国医药科技出版社

U0206248

图书在版编目（CIP）数据

柳选四家医案 /（清）柳宝诒著；成莉校注 . — 北京：中国医药
科技出版社，2020.7
（中医非物质文化遗产临床经典读本 . 第二辑）
ISBN 978-7-5214-1743-2

Ⅰ.①柳… Ⅱ.①柳…②成… Ⅲ.①医案—汇编—中国—清代
Ⅳ.① R249.49

中国版本图书馆 CIP 数据核字（2020）第 060013 号

美术编辑 陈君杞
版式设计 也 在

出版 **中国健康传媒集团**｜中国医药科技出版社
地址 北京市海淀区文慧园北路甲 22 号
邮编 100082
电话 发行：010 - 62227427 邮购：010 - 62236938
网址 www.cmstp.com
规格 880 × 1230mm $\frac{1}{32}$
印张 8 $\frac{5}{8}$
字数 184 千字
版次 2020 年 7 月第 1 版
印次 2024 年 4 月第 2 次印刷
印刷 北京侨友印刷有限公司
经销 全国各地新华书店
书号 ISBN 978-7-5214-1743-2
定价 28.00 元

获取新书信息、投稿、
为图书纠错，请扫码
联系我们。

《柳选四家医案》作者为清代医家柳宝诒。柳宝诒（1842~1901年），字谷孙，号冠群，清末江苏江阴县人。柳氏博学多识，医术精湛，擅治温热证，名噪一时。一生著述颇丰，流传较广的有《温热逢源》《柳宝诒医案》《柳选四家医案》，另有《素问说意》《惜余医话》《柳冠群方案》及门人所辑《临证治验录》《惜余医案》《仁术志》《柳致和堂丸散膏丹释义》《疟痢逢源》等书。

《柳选四家医案》成书于清光绪二十六年（1900年），翁同龢为其作跋，称："时近而文显，时近则阴阳之诊同，文显则质直而易晓。"全书包括尤在泾《静香楼医案》二卷、曹仁伯《继志堂医案》二卷、王旭高《环溪草堂医案》三卷、张仲华《爱庐医案》二十四则，系柳氏精选四位名医部分医案并加以评按而成。柳氏将所选医案"拟定总目四十，而以子目分注于下"，"标明总目，分门编列"，"以便读者可依目检寻也"。医案内容广泛，涉及内、外、妇、儿各科，书中理法方药齐备，辨治思路清晰。柳氏评注简洁精妙，点拨得当，发人深省。《柳选四家医案》作为医案类著作中不可多得的佳作，非常值得中医临床工作者和学生研读。

内容提要

《中医非物质文化遗产临床经典读本》

编 委 会

学术顾问（按姓氏笔画排序）

马继兴　王永炎　王新陆　邓铁涛　史常永

朱良春　李今庸　何　任　余瀛鳌　张伯礼

张灿玾　周仲瑛　郭子光　路志正

名誉主编　王文章

总主编　柳长华　吴少祯

编　委（按姓氏笔画排序）

丁　侃	于　恒	王　玉	王　平	王　体
王　敏	王宏利	王雅丽	孔长征	艾青华
古求知	申玮红	田思胜	田翠时	成　莉
吕文瑞	朱定华	刘　洋	刘光华	刘燕君
孙洪生	李　刚	李　君	李玉清	李禾薇
李永民	李仲平	李怀之	李海波	李超霞
杨　洁	步瑞兰	吴晓川	何　永	谷建军
宋白杨	张文平	张永鹏	张芳芳	张丽君
张秀琴	张春晖	陈　婷	陈雪梅	邰东梅
范志霞	国　华	罗　琼	金芬芳	周　琦
柳　璇	侯如艳	贾清华	顾　漫	郭　华
郭新宇	曹　瑛	曹金虎	黄　娟	常　地
谢静文	靳国印	翟春涛	穆俊霞	

出版者的话

　　中国从有文献可考的夏、商、周三代，就进入了文明的时代。中国人认为自己是炎黄的子孙，若以此推算，中国的文明史可以追溯到五千年前。中华民族崇尚自然，形成了"天人合一"的信仰，中医学就是在这种信仰的基础上产生的一种传统医学。

　　中医的起源可以追溯到炎帝、黄帝时期，根据考古、文献记载和传说，炎帝神农氏发明了用药物治病，黄帝轩辕氏创造脏腑经脉知识，炎帝和黄帝不仅是中华民族的始祖，也是中医的缔造者。

　　大约在公元前 1600 年，商代的伊尹发明了用"汤液"治病，即根据不同的证候把药物组合在一起治疗疾病，后世称这种"汤液"为"方剂"，这种治病方法一直延续到现在。由此可见，中华民族早在 3700 多年前就发明了把各种药物组合为"方剂"治疗疾病，实在令人惊叹！商代的彭祖用养生的方法防治疾病，中国人重视养生的传统至今深入民心。根据西汉司马迁《史记》的记载，春秋战国时期的扁鹊秦越人善于诊脉和针灸，西汉仓公淳于意善于辨证施治。这些世代传承积累的医药知识，到了西汉时期已蔚为大观。汉文帝下诏命刘向等一批学者整理全国的图书，整理后的图书分为六大类，即六艺、诸子、诗赋、兵书、术数、方技，方技即医学。刘向等校书，前后历时 27 年，是对中国历史文献最

1

为壮观的结集、整理、研究，真正起到了上对古人、下对子孙后代的承前启后的作用。后之学者，欲考中国学术的源流，可以此为纲鉴。

这些记载各种医学知识的医籍，传之后世，被尊为经典。医经中的《黄帝内经》，记述了生命、疾病、诊疗、药物、针灸、养生的原理，是中医学理论体系形成的标志。这部著作流传了2000多年，到现在，仍被视为学习中医的必读之书，且早在公元7世纪，就传播到了周边一些国家和地区，近代以来，更是被翻译成多种语言，在世界许多国家广泛传播。

经方医籍中记载了大量以方治病和药物的知识，其中有《汤液经法》一书，相传是伊尹所作。东汉时期，人们把用药的知识编纂为一部著作，称《神农本草经》，其中记载了365种药物的药性、产地、采收、加工和主治等，是现代中药学的起源。中国历代政府重视对药物进行整理规范，著名的如唐代的《新修本草》、宋代的《证类本草》。到了明代，著名医学家李时珍历经30余年研究，编撰了《本草纲目》一书，在世界各国产生了广泛影响。

东汉时期的张仲景，对医经、经方进行总结，创造了"六经辨证"的理论方法，编撰了《伤寒杂病论》，成为中医临床学的奠基人，至今仍是指导中医临床的重要文献。这部著作早在公元700年左右就传到日本等国家和地区，一直受到重视。

西晋时期，皇甫谧将《素问》《针经》和《黄帝明堂经》进行整理，编纂了《针灸甲乙经》，系统地记录了针灸的理论与实践，成为学习针灸的经典必读之书，一直传承到现在。这部著作也被翻译成多种语言，在世界各地广泛传播。

中医学在数千年的发展历程中，创造积累了丰富的医学理论与实践经验，仅就文献而言，保存下来的中医古籍就有1万余种。中医学独特的思想与实践，在人类社会关注健康、重视保护文化多样性和非物质文化遗产的背景下，显现出更加旺盛的生命力。

中医药学与中华民族所有的知识一样，是"究天人之际"的学问，所以，中国的学者们信守着"究天人之际，通古今之变，成一家之言"的至理。《素问·著至教论》记载黄帝与雷公讨论医道说："而道，上知天文，下知地理，中知人事，可以长久。以教众庶，亦不疑殆。医道论篇，可传后世，可以为宝。"这段话道出了中医学的本质。中医是医道，医道是文化、是智慧，《黄帝内经》中记载的都是医道。医道是究天人之际的学问，天不变，道亦不变，故可以长久，可以传之后世，可以为万世之宝。

医道可以长久，在医道指导下的医疗实践，也可以长久。故《黄帝内经》中的诊法、刺法至今可以用，《伤寒论》《金匮要略》《备急千金要方》《外台秘要》的医方今天亦可以用，《神农本草经》《证类本草》《本草纲目》的药今天仍可以用。

或许要问，时间太久了，没有发展吗？不需要创新吗？其实，求新是中华民族一贯的追求。如《礼记·大学》说："苟日新，日日新，又日新。"清人钱大昕有一部书叫《十驾斋养新录》，他以咏芭蕉的诗句解释"养新"之义说："芭蕉心尽展新枝，新卷新心暗已随，愿学新心养新德，长随新叶起新知。"原来新知是"养"出来的。

中华民族"和实生物，同则不继"的思想智慧，与当今国际社会提出的保护和促进文化多样性、保护人类的非物质文化遗产的需求相呼应。世界卫生组织 2000 年发布的《传统医学研究和评价方法指导总则》中，将"传统医学"定义为"在维护健康以及预防、诊断、改善或治疗身心疾病方面使用的各种以不同文化所特有的理论、信仰和经验为基础的知识、技能和实践的总和"，点明了文化是传统医学的根基。习近平总书记深刻指出："中医药学是中国古代科学的瑰宝，也是打开中华文明宝库的钥匙。"这套丛书的整理出版，也是为了打磨好中医药学这把钥匙，以期打开中华文明这个宝库。

希望这套书的再版，能够带您回归经典，重温中医智慧，获得启示，增添助力！

中国医药科技出版社

2019 年 6 月

校注说明

　　《柳选四家医案》作者为清代医家柳宝诒。柳宝诒（1842～1901 年），字谷孙，号冠群，清末江苏江阴县人，为光绪十一年（1885 年）贡生，任正红旗官学教习。柳氏博学多识，医术精湛，擅治温热证，名噪一时。后归隐于乡，行医之外，著书授徒，门生众多，名震江浙。还曾创立"致和堂"药店。一生著述颇丰，流传较广的有《温热逢源》《柳宝诒医案》《柳选四家医案》，另有《素问说意》《惜余医话》《柳冠群方案》及门人所辑《临证治验录》《惜余医案》《仁术志》《柳致和堂丸散膏丹释义》《疟痢逢源》等书。

　　《柳选四家医案》成书于清光绪二十六年（1900 年），翁同龢为其作跋，称"时近而文显，时近则阴阳之诊同，文显则质直而易晓"。全书包括尤在泾《静香楼医案》二卷、曹仁伯《继志堂医案》二卷、王旭高《环溪草堂医案》三卷、张仲华《爱庐医案》二十四则，系柳氏精选四位名医部分医案并加以评按而成。柳氏将所选医案"拟定总目四十，而以子目分注于下"，"标明总目，分门编列"，"以便读者可依目检寻也"。医案内容广泛，涉及内、外、妇、儿各科，书中理法方药齐备，辨治思路清晰。柳氏评注简洁精妙，点拨得当，发人深省。《柳选四家医案》实为医案类著作中不可多得的佳作。

　　据《中国中医古籍总目》记载，《柳选四家医案》现存清光绪三十年甲辰（1904 年）惜余小舍刻本、清光绪刻本、清宣统二年庚戌（1910 年）时中书局石印本、1941 年上海千顷堂书局铅印本、1941 年上海春江书局铅印本、民国上海文瑞楼石印本等多个版本。本次点校以清光绪三十年甲辰（1904 年）惜余小舍刻本为底本（以下简称惜余本）、1959 年上海科学技术出版社铅印本为校本（以下简称上科本）进行点校。

校勘体例说明如下。

一、本书采用横排、简体，现代标点。版式变更造成的文字含义变化，今依现代排版予以改正，如"右"改为"上"，不出注。

二、原底本中的双行小字予以保留。

三、凡底本与校本有异，若显系底本错讹而校本正确者，则据校本改正底本原文，并出注；若底本不误而校本有误者，不出注；若难以肯定何者为是，则出注，并说明互异之处，但不改动底本原文。

四、凡书中药名与古今通行药名用字不同者，一律径改为今通用名，不出注。如"真珠"改为"珍珠"，"香圆"改为"香橼"，"紫苑"改为"紫菀"，"五茄皮"改为"五加皮"，"射香"改为"麝香"等。

五、凡底本、校本中的异体字、俗写字、错别字，均径改，不出注。如"支体"改为"肢体"，"头运"改为"头晕"，"磁器"改为"瓷器"，"丝丝入蔻"改为"丝丝入扣"，"越脾"改为"越婢"，"全愈"改为"痊愈"，"不蔓不支"改为"不蔓不枝"，"班点"改为"斑点"，"方员"改为"方圆"。

六、为保留各家医案原貌，不同医案同一中药名称未进行统一，如既保留"钩勾"，又保留"钩钩"。

由于校注者水平有限，校注错误在所难免，敬请同道不吝指正。

校注者
2020 年 1 月

江阴柳氏惜余小舍
医学丛书总目

惜余小舍评选各家医案
编目次序

内伤杂病：劳倦　七情　脾胃

类中：中风　类中

痿痹：痿躄　痹痛　麻木　拘挛

内风：肝风　痉厥　眩晕

神志：癫　狂　痫　怔忡　惊悸　健忘　不寐

痰火

痰饮：饮证　痰闭

咳喘：咳嗽　哮喘　失音　喉痹　肺痈　肺痿

失血：咳血　衄血

虚损

汗

消

诸郁：气郁

呕哕：呕吐　噎膈　反胃　呃逆　嗳噫　嘈杂

伏气：温热

外感：风温　冒寒　杂感

暑：中暑　伤暑　伏暑

湿：湿热　寒湿

痧疫：瘟疫　霍乱　时痧

1

疟疾

黄疸

痹气：胸痹　肺痹　肠痹　胞痹

脘腹痛：脘痛　腹痛　少腹痛　厥痛

疝气

痕癖：癥瘕　积聚

肿胀：鼓胀　痞满　浮肿

头痛：头风

肢体诸痛：肩臂胸背胁肋腰脊腿膝肢节诸痛

诸窍：七窍　咽喉

脚气

遗精

小便：淋浊　癃闭　溲血

泄泻

疟痢

大便：便血　痔漏　脱肛　便闭　交肠

虫：狐惑　诸虫　蛊毒

内痈

外痈杂证：痰疬

妇人：胎前　产后　经带　杂病

小儿

凡编选医案，其分列门类最难清楚。盖一病中每有兼证错见，既可列于此门，亦可入于彼类也。此次拟定总目四十，而以子目分注于下。凡集中录案多者，标明总目，分门编列。如录案无多，即不复分标门类，而编列前后则仍依此目为序，以便读者可依目检寻也。

目 录

评选静香楼医案

🪷 上卷

🪷 下卷

评选继志堂医案

评选环溪草堂医案

❀ 上卷

评选爱庐医案

评选静香楼医案

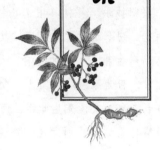

柳　序^①

此案为尤在泾先生所著。先生名怡，字在泾，自号饲鹤山人，江苏长洲县人。邃于医学，于仲景书尤能钻研故训，独标心得。时吴下以医名者，如叶氏桂、徐氏大椿、王氏子接，均煊耀一时。先生与之联镳接轸，辉映后先，于医道中可谓能树一帜者。所著有《伤寒论贯珠集》《金匮心典》《医学读书记》均刊行，惟此案未经授梓。其附刻于《读书记》后者，仅有三十余条，非全本也。此本为吾邑吴氏所抄藏，咸丰兵燹后，（诒）于詹文桥张氏斋头见之，假归抄录。复就其中选精粹者，得十之五，评录如下，分上下两卷。窃念近时医学荒废，其简陋剽袭，毫无心得者，无论已。间有钻研古籍，不知通变者，动辄以仲景为家法，而咎今人不能用古方，目为庸陋。其实古方今病，往往枘凿不相入，执而用之，偾事者多矣。及读先生此案，而不觉憬然有悟也。先生博极群籍，尤服膺仲景之书，所著《伤寒论》《金匮》两注，上溯仲景心传，独抒己见。读其书者，无不知先生之于仲景，不啻升其堂而入其室已。乃观此案，论病则切理餍心，源流俱澈，绝不泛引古书。用药则随证化裁，活泼泼地，从不蹈袭成方。可见食古期乎能化，裁制贵乎因时。彼徒执古书者，不且与王安石之周官、房琯之车战，其弊适相当哉！是故读他人之案，有不用古方者，或犹疑其服古未深，未能得力于仲景也。若先生则读书不可谓不多，用功不可谓不切，其沉酣于仲景之书，尤不可谓其不深，乃其论病之平易近情也如是，立方之妥帖易施也如是。是则此案不第为治病之良规，并可为读古之心法已，用书之以审后之读此案者。

光绪二十六年庚子二月下旬江阴后学柳宝诒识

上　卷

内伤杂病门

〇阴亏于下，阳浮于上，服八味丸不效者，以附子走窜不能收纳耳，宜加减法。

桂都气丸。

诒按：议论精细，可为用药者开一悟境。

〇肝阳盛，肝阴虚，吸引及肾，肾亦伤矣。益肝体，损肝用，滋养肾阴，俾水木相荣，病当自愈。

生地　白芍　小蓟　赤芍　当归　血余　丹皮　阿胶　甘草　茅根

诒按：此必因肝火而见血者，故方药如此。

〇左关独大，下侵入尺，知肝阳亢甚，下吸肾阴，阴愈亏则阳益张矣。滋水清肝，乃正法也。

知柏八味丸加天冬、龟板、杞子。

诒按：方中似宜再增清肝之品。

〇阴不足者，阳必上亢而内燔，欲阳之降，必滋其阴，徒恃清凉无益也。

生地　知母　甘草　黑栀　麦冬　元参　丹皮　地骨皮

诒按：案语精粹，有名隽气。

○肾精不足，肝火乘之，故有筋挛骨痿，耳窍二阴气出等证。夫肝火宜泄，肾精宜闭，于一方之中，兼通补之法，庶几合理，然非旦夕所能奏功也。

生地　川楝子　茯苓　阿胶　丹皮　女贞子

诒按：论病深中肯綮，方中可增白芍、牡蛎。

○肝阴不足，肝火偏胜，伤肺则咳，自伤则胁痛。

阿胶　兜铃　丹参　炙草　归身　白芍　玉竹　川斛

诒按：既有胁痛见证，似当兼与通络清肝，宜加丹皮、山栀、青皮、橘络、旋覆等味。

○咯血胁痛，项下有核，脉数恶热，咽痛便溏，此肝火乘脾之证。反能食者，脾求助于食，而又不能胜之则痞耳，治在制肝益脾。

白芍　茯苓　川连　牡蛎　炙草　木瓜　益智　阿胶

诒按：论病明快，方中拟加丹、栀、夏枯草。

○饮食既少，血去过多，阴气之伤，盖已甚矣。兹复忧劳惊恐，志火内动，阴气益伤，致有心烦、体痛、头疼等症，是当滋养心肝血液，以制浮动之阳者也。

生地　石斛　麦冬　丹皮　元参　知母　茯苓　甘草

诒按：肝阴既亏，肝火上升，宜再加归、芍以滋养之，羚羊、菊、栀以清泄之。

○肝脏失调，侵脾则腹痛，侮肺则干咳。病从内生，非外感客邪之比，是宜内和脏气，不当外夺卫气者也。但脉弱而数，形瘦色槁，上热下寒，根本已漓，恐难痊愈。

归身　白芍　炙草　茯苓　桂枝　饴糖

诒按：此内补建中法，宜于腹痛，而不宜于干咳，宜加清肝保肺之味，乃为周匝。

○形盛脉充，两尺独虚，下体麻痹，火浮气急，此根本不固，枝叶虽盛，未足恃也。

熟地　山药　沙苑　杞子　丹皮　茯苓　桑椹　牛膝

诒按：如此脉证，似可参用肾气法，以温摄之。

○真阳以肾为宅，以阴为妃，肾虚阴衰，则阳无偶而荡矣。由是上炎则头耳口鼻为病，下走则膀胱二阴受伤。自春及秋，屡用滋养清利之剂，欲以养阴，而适以伤阳，不能治下，而反以戕中。《内经》所谓热病未已，寒病复起者是也。鄙意拟以肾气丸直走少阴，据其窟宅而招之，同声相应，同气相求之道也。所虑者，病深气极，药入不能制病，而反为病所用，则有增剧耳。

肾气丸。

诒按：立论透切，医案中仅见之作。

○真阳气弱，不荣于筋则阴缩，不固于里则精出，不卫于表则汗泄。此三者，每相因而见，其病在三阴之枢，非后世方法可治。古方八味丸，专服久服，当有验也。

八味丸。

诒按：见识老到，议论明确，此为可法可传之作。

○胃寒背冷，食入则倦，喜温恶清。以背为阳位，胃为阳土，土寒则食不运，阳伤则气不振也，治宜温养阳气。

人参　桂枝　益智仁　厚朴　炮姜　茯苓　炙草　白术

诒按：此温中和气、平正通达之方。

○中气虚寒，得冷则泻，而又火升齿衄，古人所谓胸中聚集之残火，腹内积久之沉寒也。此当温补中气，俾土厚则火自敛。

四君子汤加益智仁、干姜。

诒按：议病立方均本喻氏，近时黄坤载亦有此法。

类中门

○类中偏左，于法为逆，犹幸病势尚轻，可以缓图取效。原方补少通多，最为合理，惟是阳脉则缓，阴脉则急，所以指节能屈不能伸，此亦病之关键处，不可忽也。经云：肝苦急，宜食甘以缓之。于前方中增进阴药之甘润者一二，更为美备。

人参　茯苓　半夏　白术　炙草　橘红　麦冬　竹沥　姜汁

诒按：此六君加麦冬、竹沥、姜汁也。

再诊：加当归。

○脉虚而涩，左半手足麻痹，食不知味，此气血不能运行周体，乃类中之渐也。

桂枝　茯苓　归身　半夏　炙草　黄芪　天麻　首乌

诒按：滋养疏化，虚实兼到。

○内风本皆阳气之化，然非有余也，乃二气不平交合之故。今形寒跗冷，似宜补阳为是。但景岳云：阳失阴而离者，非补阴无以摄既散之元阳。此证有升无降，舌绛牵掣，喑不出声，足蹩不堪行动，当与河间肝肾气厥同例，参用丹溪虎潜法。

熟地　萸肉　牛膝　锁阳　虎骨　龟板

诒按：持论明通，立方简当。

再诊：地黄饮子去附子，加鹿鞭子，煎胶，打丸。

○热风中络，口歪，舌蹇，咽痛，治以清滋。

羚羊角　元参　钩藤　甘菊　甘草　石菖蒲　生地　竹沥

再诊：

生地　阿胶　麦冬　知母　贝母　甘菊　甘草　元参

三诊：咽喉干痛，滋清不愈，宜从降导。

肾气丸，淡盐汤送下。

诒按：先清之，继滋之，终用引火下行之法，步伐井然，凌躐急功者，可取法焉。

〇方书每以左瘫属血虚，右痪属气虚。据述频年以来，齿疼舌赤，常有精浊，纳谷如昔，卒然右偏肢痿，舌强，口㖞语蹇，脉浮数动。此乃肝肾两虚，水不涵木，肝风暴动，神必昏迷。河间所谓肝肾气厥，舌暗不语，足痱无力之证。但肾属坎水，真阳内藏，宜温以摄纳，而肝脏相火内寄，又宜凉以清之。温肾之方，参入凉肝，是为复方之用。

地黄饮子去桂、附，加天冬、阿胶。

诒按：即古法而化裁之，参详脉证，斟酌尽善。

〇寒热后，邪走手少阴之络，猝然不语，肩背牵引不舒，宜辛以通之。

菖蒲　远志　甘草　木通　当归　丹皮　丹参　茯苓

诒按：方法轻灵，恰合余邪入络治法。

〇脉濡，按之则弦，右肩及手指麻木，两腿酸痒，难以名状。此脾饮肝风，相合为病，乃类中之渐，不可不慎！

首乌　天麻　刺蒺藜　羚羊角　炙草　茯苓　半夏　白芍　丹皮　广皮

姜汁和竹沥泛丸。

诒按：以二陈、姜汁、竹沥除痰饮，以丹、芍、羚、蒺、首乌、天麻治肝风，两层俱到，就见证论，归身、牛膝、橘络亦可加入。

痿痹门

〇脉虚而数，两膝先软后肿，不能屈伸，此湿热乘阴气之虚而下注，久则成鹤膝风矣。

生地　牛膝　茯苓　木瓜　丹皮　薏仁　山药　黄肉　泽泻　萆薢

诒按：正虚着邪，故补散宜并用，湿而兼热，故滋燥不可偏。此以六味治阴虚，增入牛膝、木瓜、薏仁、萆薢，以除湿热，所谓虚实兼顾也。

内风门

〇肢麻头晕，此肝病也。便溏食减，脾亦病矣。宜节劳养气，毋致风动为佳。

羚羊角　白术　刺蒺藜　茯苓　炙草　天麻　白芍　广皮

诒按：肝脾两治，方法周到。

〇眩晕，呕恶，胸满，小便短而数，口中干，水亏于下，风动于上，饮积于中，病非一端也。

羚羊角　细生地　钩勾　天麻　茯苓　广皮　半夏　竹茹

诒按：病非一端，方却打成一片，非熟于制方之义者不能，拟再增生牡蛎。

再诊：前方去生地，加麦冬。

三诊：

人参　茯苓　麦冬　羚羊角　天麻　半夏　炙草　石斛　广皮

○肝阴不足，则火动生风。脾失健运，则液聚成痰。调理肝脾，当渐愈也。

半夏　茯苓　广皮　钩勾　生地　竹沥　麻仁汁

诒按：案属通论，方中宜加用白芍，方能顾到肝经。

再诊：和养中气。

人参　陈皮　生谷芽　石斛　茯苓　木瓜

○肝阳化风，逆行脾胃之分，胃液成痰，流走肝胆之络。右腿麻痹，胸膈痞闷，所由来也。而风火性皆上行，故又有火升、气逆、鼻衄等症。此得之饥饱劳郁，积久而成，非一朝一夕之故也。治法清肝之火，健脾之气，亦非旦夕可图已。

羚羊角　广皮　天麻　甘草　枳实　半夏　茯苓　白术麦冬

诒按：持论明通，立方周匝，看似平淡无奇，实非老手不辨。○亦当加入白芍。

○此肝风挟痰上逆之证，肢冷自汗，有似阳脱，实非脱也。目与唇口牵引，时复歌笑。治宜先却邪气，而后养正。

羚羊角　白茯苓　竹茹　郁金　半夏　甘草　钩勾　橘红

诒按：治法的当。○时复歌笑，是心脏受邪之象，菖蒲、远志、胆星、清心牛黄丸之类，均可选入。

○肝属风木，性喜冲逆，其变动为振摇强直，其治法宜柔木息风。

细生地　钩勾　归身　茯苓　阿胶　天麻　羚羊角　山药柏子仁　刺蒺藜

诒按：此方可加木瓜、白芍。

○脾失运而痰生，肝不柔而风动，眩晕食少，所由来也。

白术　天麻　首乌　广皮　半夏　羚羊角　茯苓　钩勾

诒按：案语简炼，方亦纯净。

〇四肢禀气于脾胃，脾胃虚衰，无气以禀，则为振颤，土虚木必摇，故头晕也。

归芍六君子汤加黄芪、天麻。

诒按：案语说理朴实，立方以扶正为主。似宜再加息风之品，其所加之黄芪，恐非肝风升动者所宜。

〇木旺乘土，土气不宣，痰涎郁聚，传走经络，故头旋脚弱，有似虚象，实则未可徒补也。

首乌　橘红　茯苓　薏仁　木瓜　钩藤　刺蒺藜　半夏　炙草

诒按：首乌似嫌其涩，不如用生於术为妥。拟再加牛膝、竹沥、姜汁。

神志门

〇骤尔触惊，神出于舍，舍空痰入，神不得归，是以有恍惚昏乱等证。治当逐痰，以安神藏。

半夏　胆星　钩藤　竹茹　茯神　橘红　黑栀　枳实

诒按：叙病如话如画。此等方案，非有切实功夫者不能，所谓成如容易却艰辛也。

〇惊悸易泄，腰疼足软，有似虚象，而实因痰火。盖脉不弱数，形不枯瘁，未可遽与补也。

半夏　炙草　秫米　橘红　茯苓　竹茹　远志　石菖蒲

诒按：此秫、夏合温胆加味也。认证既确，立方自然入彀。

〇搐搦厥逆，合目则发，此肝胆痰热，得之惊恐，病名痫厥。

半夏　橘红　竹茹　胆星　炙草　石菖蒲　枳实　茯苓

诒按：痰火之邪，因惊恐而直犯肝胆，故见证如此。卧则阳气入于阴，合目则发，是阳气扰动阴脏，致痰火猝发而病作也。方中拟加羚羊角、黄连。

○骤惊恐惧，手足逆冷，少腹气冲即厥，阳缩汗出，下元素亏，收摄失司，宜乎助阳以镇纳。第消渴心悸，忽然腹中空洞，此风消肝厥见象，非桂、附刚剂所宜。

炒黑杞子　舶茴香　当归　紫石英　细辛　桂枝

诒按：风消肝厥之证，当于温养中佐以滋阴，方中细辛一味，不识何意，愚意再加牛膝、白芍、牡蛎。

○肝火挟痰上逆，为厥颠疾。

半夏　钩藤　茯苓　枳实　广皮　竹茹　郁金　羚羊角

诒按：方极清稳。

痰饮门

○肺饮。

紫菀　半夏　桑皮　白前　杏仁

诒按：饮邪在肺，不及于胃，故专用肺药。

○饮邪射肺为咳。

半夏　杏仁　干姜　北五味　白芍　炙草　茯苓　桂枝

诒按：此治饮正法也。

○秋冬咳嗽，春暖自安，是肾气收纳失司，阳不潜藏，致水液变化痰沫，随气射肺，扰喉喘咳，不能卧息，入夜更重，清晨稍安。盖痰饮乃水寒阴浊之邪，夜为阴时，阳不用事，故重也。仲景云：饮病当以温药和之。《金匮·饮门》短气倚息一条，分外饮治脾，内饮治肾，二脏阴阳含蓄，自然潜藏固摄。当以肾气丸方减牛膝、肉桂，加骨脂以敛精气。若以他药发越阳气，恐有暴厥之虑矣。

肾气丸减牛膝、肉桂，加补骨脂。

诒按：此案推阐病原，极其精凿。

○往昔壮年，久寓闽粤，南方阳气易泄。中年以来，内聚痰饮，交冬背冷喘嗽，必吐痰沫，胸脘始爽，年逾六旬，恶寒喜暖，阳分之虚，亦所应尔，不宜搜逐攻劫，当养少阴肾脏。仿前辈水液化痰阻气，以致喘嗽之例。

肾气丸减牛膝、肉桂，加北五味、沉香。

诒按：议论明确，立方亦极精当。

○久遗下虚，秋冬咳甚，气冲于夜，上逆不能安卧，形寒足冷，显然水泛而为痰沫。当从内饮门治，若用肺药则谬矣。

桂枝　茯苓　五味　炙草　白芍　干姜

诒按：古人云：内饮治肾。据此证情，似可兼服肾气丸，以摄下元。

○肝风与痰饮相搏，内壅脏腑，外闭窍隧，以致不寐不饥，肢体麻痹，迄今经年，脉弱色悴，不攻则病不除，攻之则正益虚，最为棘手。

钩藤　菖蒲　刺蒺藜　远志　竹沥　郁金　胆星　天竺黄

另，指迷茯苓丸临卧服。

诒按：病属难治，而立方却周匝平稳，非学有本原者不能办此。

○肝阳因劳而化风，脾阴因滞而生痰，风痰相搏，上攻旁溢，是以昏晕、体痛等证见也。兹口腻不食，右关微滑，当先和养胃气，蠲除痰饮。俟胃健能食，然后培养阴气，未为晚也。

半夏　秫米　麦冬　橘红　茯苓

诒按：审察病机以为立方步伐，临证者宜取法焉。

咳喘门

〇风热不解，袭入肺中，为咳为喘，日晡发热，食少体倦，渐成虚损，颇难调治。勉拟钱氏阿胶散，冀其肺宁喘平，方可再商他治。

阿胶　茯苓　马兜铃　薏米　杏仁　炙草　糯米　芡实

再诊：

青蒿　丹皮　鳖甲　茯苓　石斛　甘草　归身　广皮　白芍

诒按：此正虚而兼感外邪之证，乃内伤挟外感病也。

〇久嗽，脉不数，口不干，未必即成损证，此为肺饮郁伏不达故也。

厚朴　煨姜　桑皮　杏仁　广皮　甘草　半夏

诒按：此属饮寒伤肺，乃内因之实证也。

〇体虚邪滞，肺络不清，脉弦而细，幸不数耳。

沙参　桑叶　杏仁　茯苓　马兜铃　贝母　甘草　粳米

诒按：案语得看病之窍，最宜留意。

〇肺阴不足，肺热有余，咳则涕出，机体恶风，此热从窍泄，而气不外护也。他脏虽有病，宜先治肺。

阿胶　贝母　沙参　马兜铃　杏仁　茯苓　炙草　糯米

诒按：此等证虚实错杂，若粗工为之，或与疏散，或与补涩，均足致损。

〇肺病以中气健旺、能食便坚为佳。兹喘咳已久，而大便易溏，能食难运，殊非所宜。诊得脉象与前无异，但能节饮食，慎寒暖，犹可无虞。

　　沙参　贝母　炙草　杏仁　薏仁　橘红　枇杷叶

　　又，丸方。

　　六味丸加五味子、肉桂。

　　诒按：不刊之论，读者最宜记好。

　　〇咳嗽，食后则减，此中气虚馁所致，治宜培中下气法。

　　人参　半夏　粳米　南枣　麦冬　炙草　枇杷叶

　　诒按：此证不甚多见，学者须记之。

　　〇久嗽便溏，脉虚而数，脾肺俱病，培补中气为要，恐后泄不食，则瘦削日增也。

　　人参　白芍　扁豆　薏仁　广皮　茯苓　炙草　山药　蜜炙炮姜炭

　　诒按：此亦脾肺两治之法，较前数方为切实。亦以此证中气虚寒，无咽干、溺涩等虚热亢炎之证，故用药稍可着力耳，然欲求效难矣。

　　〇阴虚于下，阳浮于上，咳呛火升，甚于暮夜，治肺无益，法当补肾。

　　熟地　杞子　天冬　白芍　茯苓　山药　丹皮　龟板

　　诒按：此方即胡桃、五味均可加入。

　　〇干咳无痰，是肝气冲肺，非肺本病，仍宜治肝，兼滋肺气可也。

　　黄连　白芍　乌梅　甘草　归身　牡蛎　茯苓

　　诒按：方中少润肺之品，拟加北沙参、桑白皮。再肝之犯肺，必挟木火，栀、丹亦应用之药也。

　　〇风伤于上，湿伤于下，上为咳嗽痰多，下为胕肿酸痛，宜先治上而后治下。

薄荷　杏仁　桔梗　旋覆花　甘草　象贝　连翘　前胡

诒按：肺主一身之治节，故以治肺为先。

○咳甚于夜间，肌热于午后，此阴亏也。浊痰咳唾，鼻流清涕，是肺热也。病本如是，奏功不易，拟甘咸润燥法。

阿胶　燕窝　沙参　海浮石　瓜蒌霜　川贝　杏仁　甘草

诒按：此证痰必干黏，故用药如是。

○内热与外热相合，肺胃受之，则咳而不能食，头胀，肌热，心烦，宜清上、中二焦。

竹叶　芦根　花粉　杏仁　贝母　知母　桔梗　橘红

诒按：此外感温燥之咳，故专用清泄。

○脉细数促，是肝肾精血内耗，咳嗽必吐呕清涎浊沫，此冲脉气逆，自下及上，气不收纳，喘而汗出，根本先拨，药难奏功。医若见血为热，见嗽治肺，是速其凶矣。

人参秋石制　熟地　五味子　紫衣胡桃

诒按：此难治之证，在咳嗽门中亦别是一种也。

○脉虚数，颧红声低，咳甚吐食，晡时热升，多烦躁，此肝肾阴亏，阳浮于上，精液变化痰沫。病已三年，是为内损，非消痰治嗽可愈，固摄下焦，必须绝欲，以饮食如故，经年可望其愈。

都气丸加女贞子、枸杞子、天冬。

诒按：用药颇为切实。

○脉微小，形寒，久嗽失音，是气馁阳损，议固胃阳，取甘温之属。

蜜炙生姜　炙草　白芍　黄芪　大枣

诒按：此亦虚咳中另一法门。

○咽痛声哑，有肺损、肺闭之分，所谓金破不鸣、金实亦不鸣也。此证从外感风热而来，当作闭治，温补非宜。所虑者，邪不外达而内并耳。

阿胶　杏仁　桔梗　贝母　牛蒡　元参　甘草　粳米　马兜铃

诒按：此钱氏补肺之类，乃虚实兼治之法。

○用复脉甘润法，呛止音出，得益水濡润之力也。无如胃弱便溏，此药不宜再用。仿《金匮》麦门冬汤义，取养土之阴，以生肺金。

麦门冬汤。

诒按：此用药转换法也。

○久咳，便溏，腹满，脾肺同病，已属难治。况脉数，口干，潮热，肝肾之阴亦不足耶。

白芍　薏仁　茯苓　莲肉　炙草　广皮　扁豆

诒按：病重药轻，恐难奏效。且于肝肾，亦未顾到。拟加用水泛六味丸一两，绢包，入煎。

○咳而吐沫，食少恶心，动作多喘，中气伤矣。非清肺治咳所能愈也。

人参　半夏　麦冬　炙草　茯苓　粳米　大枣

诒按：此胃虚咳嗽也。方宗《金匮》大半夏、麦门冬两汤之意。

○咳而衄，阴不足，火内动也。恶心不食，宜先治胃。

竹茹　粳米　广皮　石斛　贝母　杏仁

诒按：既有火动而衄，见证宜兼清降。

○浮肿咳喘，颈项强大，饮不得下，溺不得出，此肺病也。不下行而反上逆，治节之权废矣。虽有良剂，恐难奏效。

葶苈大枣泻肺汤。

诒按：此痰气壅阻之证，故重用泻肺之剂。

〇脉寸关大而尺小，口干，上气不下，足冷不温，此阳气不潜，当用阴中阳药治之。

六味丸加牛膝、车前、五味、肉桂。

诒按：此兼肾气、都气两方之意。

〇脉数减，咳亦缓，但浮气不得全归根本，宜补益下焦，以为吸受之地。

六味丸加五味子、菟丝子。

又，丸方。

六味丸加五味子、杜仲、芡实、莲须、菟丝子、杞子，蜜丸，每服五钱。

诒按：议论稳实，方亦妥帖。

〇气喘，足冷至膝，唇口干，鼻塞，脉虚小。下气上逆，病在根本。勿以结痰在项而漫用清克也。

肾气丸三钱，盐花汤送下。

诒按：识见老当。

〇久咳喘不得卧，颧赤足冷，胸满上气，饥不能食。此肺实于上，肾虚于下，脾困于中之候也。然而实不可攻，姑治其虚。中不可燥，姑温其下。且肾为胃关，火为土母，或有小补，未可知也。

《金匮》肾气丸。

诒按：拟再用旋覆代赭汤送下，则上、中两层亦可关会矣。

〇两寸浮大，关尺沉小，气上而不下，喘咳多痰，肝肾之气，上冲于肺。宜以肾气丸补而下之。

肾气丸。

诒按：此治本之法。

○下虚上实，当治其下，勿清其上，真气归元，痰热自降，宜以十味肾气丸主之。

十味肾气丸。

诒按：识见卓老。

失血门

○络热血溢，时气所触，非阴虚火浮之比，慎勿以滋腻治也。

荆芥　丹皮　茺蔚子　丹参　郁金　藕汁　细生地　小蓟炭

诒按：勘证用药，老眼无花。

○吐血得劳与怒即发，脉小数，微呛，病在肝心，得之思虑劳心。宜早图之，勿使延及肺家则吉。

阿胶　丹皮　牛膝　丹参　小蓟炭　三七　藕汁　童便

诒按：此治吐血之正法，能止血而无留瘀之弊，最为稳当。

再诊：前方去丹参、三七、藕汁、童便，加生地、白芍、茺蔚子。

又，丸方。

六味丸加阿胶、五味子、小蓟炭、莲须，水泛丸。

○失血，咳逆，心下痞满，暮则发厥，血色黯，大便黑，肝脉独大。此有瘀血，积留不去，勿治其气，宜和其血。

制大黄　白芍　桃仁　甘草　当归　丹皮　降香

诒按：此专治瘀积之法。

○病后失血，色紫黑不鲜，此系病前所蓄，胸中尚满，知瘀犹未尽也。正气虽虚，未可骤补，宜顺而下之。

小蓟炭　赤芍　生地　犀角　郁金　丹皮　茺蔚子　童便

诒按：此必尚有郁热见证，故方中用犀角。既有留瘀未尽，可加醋炙大黄炭。

〇凡有瘀血之人，其阴已伤，其气必逆，兹吐血紫黑无多，而胸中满闷，瘀犹未尽也。而舌绛无苔，此阴之亏也。呕吐不已，则气之逆也。且头重足冷，有下虚上脱之虑。恶寒谵语，为阳弱气馁之征。此证补之不投，攻之不可，殊属棘手。

人参　茯苓　三七　吴萸　乌梅　牡蛎　川连　郁金

诒按：论病则层层俱透，用药亦步步着实，此为高手。

〇失血后，气从下逆上，足冷头热，病在下焦，真气不纳。

六味丸加五味、牛膝、牡蛎。

诒按：方亦妥当，若再进一层，可用《金匮》肾气法以导火下行。

〇血去过多，气必上逆，肺被其冲，故作咳嗽，此非肺自病也。观其冲气甚则咳甚，冲气缓则咳缓，可以知矣。拟摄降法，先治冲气。

《金匮》肾气丸去肉桂，加牡蛎。

诒按：认证独的，法亦老当。

〇脉寸静尺动，屡经失血，觉气从下焦上冲则呛，劳动则气促不舒。此病不在肺而在肾，治嗽无益，宜滋肾阴。

熟地　天麻　牡蛎　茯苓　杞子　萸肉　五味子

诒按：病与上条相同，方中用天麻，不知何意。

〇心脉独大，口干易汗，善怒血逆。此心阴不足，心阳独亢，宜犀角地黄汤。

犀角地黄汤加茅根、甘草、山栀。

诒按：方案均精简熨帖。

〇痰中有血点散漫，此心病也。口干心热，当是伤暑，因暑喜归心故耳。

生地　茯神　扁豆　甘草　丹皮　竹茹　麦冬　藕汁

诒按：方法清灵可喜。

○葛可久论吐血治法，每于血止瘀消之后，用独参汤，以益心定志。兹以阴药参之，虑其上升，而助肺热也。

人参　沙参　生地　阿胶　牛膝　茯苓

诒按：此失血后服人参一定之法。

○劳伤失血，心下痛闷，不当作阴虚证治，但脉数、咳嗽、潮热，恐其渐入阴损一途耳。

生地　桃仁　楂炭　郁金　赤芍　制大黄　甘草　丹皮

诒按：此证如早服补涩，则留瘀化热，最易致损。须看其虚实兼到，绝不犯手。

○阴不足而阳有余，肝善逆而肺多郁，脉数气喘，咳逆见血，胁痛。治宜滋降，更宜静养，不尔恐其血逆不已也。

小生地　荆芥炭　白芍　童便　郁金　藕汁　小蓟炭

诒按：此亦气火上逆之证，可加牛膝、丹皮。

○离经之血未净而郁于内，寒热之邪交煽而乱其气，是以腹满呕泄，寒热口燥。治当平其乱气，导其积血，元气虽虚，未可骤补也。

丹皮　楂炭　泽兰　赤芍　郁金　丹参　牛膝　小蓟

诒按：此证挟外感之邪，可加荆芥炭、黑穞豆衣。

○久咳见血，音喑咽痛，乍有寒热。此风寒久伏，伤肺成劳。拟钱氏补肺法，声出则佳。

阿胶　杏仁　马兜铃　牛蒡　薏仁　贝母　糯米

又，膏方。

阿胶　贝母　甘草　橘红　杏仁　苏子　米糖　白蜜　姜

汁　紫菀　木通　梨汁　桔梗　牛膝　萝卜汁　茯苓

诒按：此正虚邪实之证，用药能两面兼顾，尚称稳适。

虚损门

〇虚损至食减形瘦，当以后天脾胃为要。异功散五六服，颇得加谷。今春半地气上升，肝木用事，热升心悸，汗出复咳，咳甚见血，肝阳上炽，络血遂沸。昨进和阳养阴之剂，得木火稍平，仍以前方加白芍，制肝安土。

生地　白芍　麦冬　阿胶　女贞子　甘草

诒按：方亦稳合，可加牡蛎、丹皮。

〇罗氏论虚劳之证，多因邪伏血郁而得，不独阴亏一端也。临晚寒热，时减时增，其为阳陷入阴可知。滋肾生肝，最为合法，略加损益，不必更张也。

熟地　白芍　茯苓　丹皮　山药　柴胡　炙草　鳖甲

诒按：于养阴中加柴胡以达邪，佐鳖甲以搜阴，虚实兼到，极为灵巧。然既云邪伏血郁，似宜加当归。

再诊：热渐减，头中时痛，脉数不退，喉中痰滞不清。

青蒿　丹皮　熟地　鳖甲　炙草　牛膝　茯苓　小麦

诒按：似当兼清痰滞。〇两方中熟地不如改用生地为稳。

三诊：体虽不热，脉仍细数，宜养阴气。

六味丸去萸肉、泽泻，加白芍、牛膝、青蒿、鳖甲。

〇面鳌形瘦，脉虚而数，咳嗽气促，腰膝无力，大便时溏。此先、后天俱虚，虑其延成虚损。清润治肺之品能戕中气，勿更投也。

紫河车　熟地　山药　萸肉　五味子　丹皮　茯苓　杜仲

泽泻　牛膝

加蜜丸，每服五钱。

诒按：案语得治虚要旨，方亦精当。

○络脉空隙，气必游行作痛，最虑春末夏初，地中阳气上升，血随气溢，趁此绸缪，当填精益髓。盖阴虚咳嗽，是他脏累及于肺。若治以清凉，不独病不去，而胃伤食减，立成虚损，难为力矣。

熟地　金樱子膏　鹿角霜　五味子　湘莲子　黄肉　山药茯苓　海参漂净，熬膏

上为细末，即以二膏捣丸。

诒按：此必有遗精、腰酸等症，故用药亦不重在咳嗽也。

汗病门

○汗出偏沮，脉来不柔，时自歇止。知肝阳有余，而胃阴不足，于是稠痰浊火，扰动于中，壅滞于外。目前虽尚安和，然古人治未病，不治已病，知者见微知著，须加意调摄为当。

人参　川石斛　麦冬　南枣　制半夏　丹皮　茯苓　炙草小麦

诒按：此想系左半有汗、右半无汗之证。细绎案语，是防其将患偏瘫之意。

○心阴不足，心阳易动，则汗多善惊。肾阴不足，肾气不固，则无梦而泄，以汗为心液，而精藏于肾故也。

生地　茯神　甘草　麦冬　川连　柏子仁　元参　小麦大枣

诒按：案语心肾并重，方药似专重于心，再加五味子、牡

蛎、沙苑等摄肾之品，则周匝矣。

诸郁门

○中年脘闷，多嗳多咳，此气郁不解也。纳谷已减，未可破泄耗气，宜从胸痹例，微通上焦之阳。

薤白　瓜蒌　半夏　桂枝　茯苓　姜汁

诒按：方法轻灵。

○郁气凝聚喉间，吞不下，吐不出，梅核气之渐也。

半夏　厚朴　茯苓　苏梗　旋覆花　橘红　枇杷叶　姜汁

诒按：此于《金匮》成方中，加旋覆、杷叶，最有巧思。

○寒热无期，中脘少腹遘痛，此肝脏之郁也。郁极则发为寒热，头不痛，非外感也，以加味逍遥散主之。

加味逍遥散。

诒按：此木郁达之之法。

○病从少阳郁入厥阴，复从厥阴逆攻阳明，寒热往来，色青巅顶，及少腹痛，此其候也。泄厥阴之实，顾阳明之虚，此其治也。

人参　柴胡　川连　陈皮　半夏　黄芩　吴萸　茯苓　甘草

诒按：此从左金、逍遥化裁而出，若再合金铃子散，似更周到。

○此血郁也，得之情志，其来有渐，其去亦不易也。

旋覆花　薤白　郁金　桃仁　代赭石　红花

诒按：此必因血郁而络气不通，有胸隔板痛等见证，故立方如此。

呕哕门

○胃虚气热，干呕不便。

橘皮竹茹汤加芦根、粳米。

再诊：呕止热退。

石斛　茯苓　半夏　广皮　麦冬　粳米　芦根　枇杷叶

三诊：大便不通。

生首乌　元明粉　枳壳

四诊：大便通，脉和，惟宜滋养。

石斛　归身　秦艽　白芍　丹皮　炙草　茯苓　广皮

诒按：迭用四方，运意灵巧，自能与病机宛转相赴。

○下既不通，势必上逆而为呕，所谓幽门之气，上冲吸门是也。治法自当疗下，但脉小目陷，中气大伤，宜先安中止呕，呕定再商。

人参　茯苓　刺蒺藜　竹茹　半夏　广皮　芦根　石斛

诒按：似当兼通幽门，乃能止呕，拟加生枳实。

○痛呕之余，脉当和缓，而反搏大，头晕欲呕，胸满不食，神倦欲卧，虑其土隤木张，渐致痉厥。法当安胃清肝，亦古人先事预防之意。

半夏　茯苓　广皮　白凤米　钩藤　竹茹　枇杷叶　鲜佛手

诒按：议论极是，但恐药力不足以济之，然方却清稳。○所谓清肝者，只不过钩藤、竹茹而已，拟再加木瓜、白芍，较似有力。

○病从肝起，继乃及胃，兹又及于肺矣。然当以胃气为要，久病之体，必得安谷不呕，始可图功。

石斛　芦根　茯苓　麦冬　广皮　木瓜　枇杷叶　粳米

诒按：叙病简要清澈，非绩学者不能，方亦中窾。

○胃有火邪，故呕而不食。胆有热邪，故合目自汗。

橘皮竹茹汤加石斛。

诒按：山栀必不可少，以其专清胆热故也，川连亦在应用之列。

再诊：前方去石斛，加木瓜。

○嘈杂，得食则已，此痰火内动，心胃阴气不足。

生地　山栀　半夏　麦冬　茯苓　丹皮　竹茹　炙草

诒按：阴虚而挟痰者，用药最难恰好，方中可加石斛、广皮。

○痰气阻逆咽嗌，时自呕恶，此证利在清降，失治则成噎膈。

半夏　枇杷叶　旋覆花　竹茹　茯苓　麦冬　橘红　郁金　生姜

诒按：用药灵动。

○气郁痰凝，阻隔胃脘，食入则噎，脉涩难治。

旋覆花　代赭石　橘红　半夏　当归　川贝　郁金　枇杷叶

诒按：旋覆代赭为噎膈正方。食入则噎，肺气先郁，故加郁、贝、枇杷叶。惟脉涩者正虚，可加人参。

○脉疾徐不常，食格不下，中气大衰，升降失度。

旋覆花　代赭石　麦冬　茯苓　半夏　广皮　人参　枇杷叶

诒按：此因中气大伤，故用参、麦。

○朝食暮吐，肝胃克贼，病属反胃。

旋覆花　代赭石　茯苓　半夏　吴萸　生姜　粳米　人参　枇杷叶

诒按：此专治吐，故加姜、萸。

○谷之不入，非胃之不纳，有痰饮以阻之耳。是当以下气降痰为法，代赭之用，先得我心矣。

旋覆代赭汤。

诒按：识既老当，笔亦爽健。

○因气生痰，痰凝气滞，而中焦之道路塞矣。由是饮食不得下行，津液不得四布，不饥不食，口燥便坚，心悸头晕，经两月不愈。以法通调中气，庶无噎膈腹满之虑。

旋覆代赭汤加石菖蒲、枳实、陈皮。

诒按：论病则源流俱澈，用药则标本兼到，细腻熨帖，传作何疑。

○中气叠伤，不能健运，朝食暮吐，完谷不腐，诊得脉虚色黑，腰脚少力。知不独胃病，肾亦病矣，此岂细故哉？

人参　附子　川椒　茯苓　益智仁

再诊：前方去川椒、益智，加川连、肉桂。

诒按：完谷不腐，色黑腰软，肾伤之征也。改方加桂、连，是交济法。

下　卷

伏气门

〇肝阴素亏，温邪扰之，发为痉病，神昏龂齿，瘛疭不定。法当滋养肝阴，以荣筋脉，清涤痰热，以安神明者也。若能应手，尚可无虑。

羚羊角　茯神　钩藤　贝母　阿胶　鲜菖蒲　竹沥

诒按：此证若表邪未解，当去阿胶，加小生地或鲜生地。

又按：此系伏气发温之证，与外感风温有外内之别。此证邪由少阴外发，溃入厥阴，故见证如此。羚羊角、钩藤息风清热，皆治标之品也。若图其本，当从阴分托邪，俾得外达三阳，再与随经清泄，乃奏全功。病原治法，详载《温热逢源》中，兹不赘述。

〇热伤津液，脉细口干，难治。

芦根　知母　川斛　蔗浆　细生地　麦冬　甘草　梨汁

诒按：此存阴泄热之正法。所云难治，想因脉细之故。

〇热不止，头痛不已，紫斑如锦纹，咽痛，表里邪盛，最为重证。

犀角　豆豉　赤芍　元参　牛蒡　丹皮　黄芩　甘草

诒按：当加鲜生地。

再诊：去豆豉、丹皮，加桔梗、鲜生地、射干。

〇热病十二日不解，舌绛口干，胸满气促，邪火为患，亦已甚矣。宜景岳玉女煎，清热而存阴，否则神识昏冒矣。

鲜生地　石膏　麦冬　知母　竹叶　甘草

诒按：此气血两燔之治法。

〇热病四日不汗，而舌黄，腹中痛，下利。宜先里而后表，不尔，恐发狂也。

大黄　柴胡　枳实　厚朴　赤芍

诒按：先里后表，因里证已急，于病机固当如是。

〇舌干脉数，汗为热隔，虽发之，亦不得。惟宜甘寒养液，虽不发汗，汗当自出，然必足温而后热退乃吉。

青蒿　知母　芦根　生地　蔗浆　竹叶

诒按：养液以为作汗之源，是治温要旨。

外感门

〇头面肿痛，此风邪上盛，宜辛凉解散。

荆芥　杏仁　桔梗　牛蒡　薄荷　甘草　马勃　苍耳子

〇风温挟痰，留滞上焦，辛凉解散，原为合法，时至自解，不足忧也。

牛蒡　连翘　薄荷　川贝　豆豉　杏仁　桔梗　葱白

诒按：此风温初起之方。

〇风温郁于肺胃，咳而胸满痰多，胁下痛，脉数口干。

芦根　薏米　瓜蒌　甘草　杏仁　红花　桃仁　贝母

诒按：桃仁、红花因胁痛而用之，以和血络也。若邪郁，可加豉、蒡。口干，可加翘、芩。

○脉右大，舌黄不渴，呕吐黏痰，神躁，语言不清，身热不解。此劳倦内伤，更感湿温之邪，须防变端。

厚朴　茯苓　滑石　陈皮　竹叶　蔻仁　菖蒲根汁

诒按：此温邪而挟湿者，湿热上蒙，故证情如是，此方可以为法。

湿病门

○脐中时有湿液腥臭，按脉素大，此少阴有湿热也。六味能除肾间湿热，宜加减用之。

六味丸去山药，加黄柏、萆薢、女贞子、车前子。

诒按：六味治肾间湿热，前人曾有此论，借以治脐中流液，恰合病机。

疟疾门

○暑风成疟，恶心胸满，和解则愈。

半夏　黄芩　茯苓　知母　厚朴　陈皮　竹叶　生姜

诒按：小柴胡法之和解，和其表里两岐之邪也。此之和解，和其湿热两混之邪也。姜、夏、朴、广去其湿也，芩、知、竹叶清其热也，两意兼用，故亦云和解也。

又按：此湿热并重者，故清燥兼用。此与下条皆暑湿内伏，发为时疟之病。苦辛宣泄，最为合法。若拘拘于疟疾之成方，概用柴胡、鳖甲则误矣。

○暑风相搏，发为时疟，胸满作哕，汗不至足。邪气尚未清解，当以苦辛温法治之。

藿香　半夏　杏仁　通草　厚朴　广皮　竹叶

诒按：此湿重于热者，故用药稍偏温燥。

〇疟发而上下血溢，责之中虚，而邪又扰之也。血去既多，疟邪尚炽，中原之扰，犹未已也。谁能必其血之不复来耶？谨按古法中虚血脱之证，从无独任血药之理。而疟病经久，亦必固其中气。兹拟理中一法，止血在是，止疟亦在是，惟高明裁之。

人参　白术　炮姜　炙草

诒按：识见老确，议论精切。所立理中一法，诚属血脱益气、固中止血之要药。惟愚意所欲商者，疟来而上下血溢，必因疟疾之热，扰及血络而然。于理中法内，参用安营清络之意，似乎更为周到。且标本兼顾，于立方正意，亦不相刺谬也。

〇三疟是邪伏阴分而发，非和解可愈。久发不止，补剂必兼升阳，引伏邪至阳分乃愈。

人参　归身　鹿角胶　杞子　鹿茸　附子　茯苓　沙苑

诒按：阴疟本有此法，而不能概用此法，须相题为之。

〇疟病方已，遂得脾约，脾约未已，又增厥疼，心腹时满时减，或得身热汗出，则疼满立止。明系疟邪内陷于太阴、阳明之间，是必邪气仍从少阳外达，则不治疼而疼自止，不治胀而胀自消矣。

诒按：论病已得要领，惜方佚未见。

〇疟后胁下积癖作疼，夜热口干，溺赤。阴虚邪伏，宜鳖甲煎。

鳖甲　白芍　青皮　丹皮　首乌　柴胡　知母　炙草

诒按：此邪伏阴分之治法，当归亦可加入。

○疟后胁下积痞不消，下连少腹作胀。此肝邪也，当以法疏利之。

人参　柴胡　青皮　桃仁　茯苓　半夏　甘草　牡蛎　黄芩　生姜

诒按：此小柴胡法也。加青皮以疏肝，桃仁以和瘀，牡蛎以软坚，用意可云周到。惟少腹作胀，乃肝邪下陷之证，若再加川楝子、归尾、延胡，似更完密。

○疟止复发，汗多作呕。中气虚逆，宜益阳明。

半夏　茯苓　广皮　人参　石斛　芦根　姜汁

再诊：寒热已止，汗、呕并减，宜和养营卫。

人参　桂枝　石斛　广皮　归身　炙草　麦冬　白芍

诒按：此膏粱虚体治法，两方俱清稳熨帖。

黄疸门

○面黑目黄，脉数而微，足寒至膝，皮肤爪甲不仁。其病深入少阴，而其邪则仍自酒湿得之，及女劳也。

肾气丸。

诒按：此证载在《金匮》，近于《爱庐医案》中见一方甚佳。○此病兼有瘀血，不但湿也。肾气丸能否见效，尚未可定。

○面目身体悉黄，而中无痞闷，小便自利。此仲景所谓虚黄也，即以仲景法治之。

桂枝　黄芪　白芍　茯苓　生姜　炙草　大枣

诒按：案明药当。

○湿停热聚，上逆则咽嗌不利，外见则身目为黄，下注则溺赤而痛。

茵陈　厚朴　豆豉　木通　猪苓　橘红　茯苓　黑栀

诒按：论病能一线穿成，用药自丝丝入扣。

又按：咽嗌不利，可加桔梗、前胡之类。

痹气门

〇胸背为阳之分，痹着不通，当通其阳。盖阳不外行，而郁于中，则内反热而外反寒。通阳必以辛温，而辛温又碍于脏气，拟辛润通肺以代之。

紫菀三两，煎汤服。

诒按：此巧法也，特未知效否若何？

〇湿邪郁遏，阳气不宣，外寒里热，胸满溺赤，宜开达上焦。

紫菀　桔梗　郁金　白蔻　枳壳　杏仁　贝母　甘草

诒按：此治肺痹之正法。

〇气窒不散，便闭喘急，不能偃卧，猝难消散也。

紫菀　葶苈　厚朴　杏仁　橘红　郁金　枳壳

诒按：此证较前更急，兼有便闭，故用药从中焦泄降。

再诊：大黄　厚朴　槟榔　枳壳　杏仁

诒按：轻剂不效，故更与通腑以泄肺。

〇胸中为阳之位，阳气不布，则窒而不通。宜温通，不宜清开，愈开则愈窒矣。

桂枝　茯苓　干姜　炙草　益智仁

诒按：再参入开痹之品，如杏、菀、橘、桔等，似更灵动。

〇食入则胸背痞塞作胀，噫气不舒。此阳气不通，宜辛通之法。

草蔻仁　半夏　桂枝　茯苓　干姜　炙草

诒按：此证亦与胸痹相似。

脘腹痛门

○蛔厥心痛，痛则呕吐酸水，手足厥冷，宜辛苦酸治之。

川连　桂枝　归身　延胡　乌梅　川椒　茯苓　川楝子
炮姜

诒按：此乌梅丸法也。

○此肾厥也，心疼背胀，引及腰中，议用许学士香茸丸。

鹿茸　杞子　沙苑　大茴香　麝香

诒按：寒袭于肾，而气上逆，故用温养。胀及腰背者，督阳不用也。鹿茸温通督脉，麝香开泄浊阴，故以之为君。

○脉弦，小腹痛，食后胃脘痛，上至咽嗌。肝火乘胃，宜泄厥阴，和阳明。

川楝子　木通　茯苓　甘草　石斛　木瓜

诒按：拟加延胡、山栀仁。

○心腹痛，脉弦，色青，是肝病也。

川楝子　归身　茯苓　石斛　延胡　木瓜

诒按：立方稳合。

瘕癖门

○脐下积块，扪之则热，病者自言前后二阴俱觉热痛，其为热结可知。况自来之病，皆出于肝耶？鄙见非泄厥阴不能获效。

龙荟丸五十粒，酒下。

〇络病瘀痹，左胁板实，前年用虫蚁通血升降，开发已效，但胸脘似是有形，按之微痛。前药太峻，兹用两调气血，以缓法图之。

醋炒延胡　姜黄　阿魏　桃仁　生香附　麝香　归须

为末，蜜丸，每服二钱。

诒按：承前方来，虽曰两调气血，而仍以疏瘀为主。

〇脉虚数，色白不泽，左胁有块杯大，大便、小便自利。病在肝家，营血不和，此为虚中有实，补必兼通。

白术　归身　炙草　白芍　生地　茯苓　琥珀　广皮　桃仁　红花　沉香　郁金

诒按：方治亲切不肤。

〇时病食复，至今不知饥饱，大便不爽，右胁之旁、虚里、天枢隐隐有形。此阳明胃络循行之所，多嗳气不化，并不烦渴，岂是攻消急驱实热之证耶？拟用丹溪泄木安土法。

小温中丸。如半月后有效，仍以前法。

诒按：此中焦湿积阻结之证。

〇左胁积块，日以益大，按之则痛，食入不安。凡痞结之处，必有阳火郁伏于中，故见烦躁、口干、心热等证。宜以苦辛寒药，清之开之，然非易事也。

川连　枳实　香附　川芎　神曲　茯苓　青皮　赤芍

诒按：胁块有形益大，则营络必窒，似宜兼通乃效。

〇大腹右有形为聚，脉大，食入即作胀，治在六腑。

白术　茯苓　广皮　生香附汁　三棱　厚朴　草果　山楂

诒按：方以疏通气分为主。

〇心下高突，延及左胁有形，渐加腹胀。思正月暴寒，口鼻吸受冷气，入胃络膜原，清阳不用，浊阴凝阻，胃气重伤，有单腹之累，殊非小恙。

厚朴　草果　半夏　干姜　茯苓　荜茇

另，苏合香丸一粒，化服。

诒按：寒邪闭于营络，故用温通，方中可加桂枝尖。

肿胀门

〇脉迟胃冷，腹胀，气攻胸胁，恶心少食，泄泻，宜振脾胃之阳。

干姜　益智仁　半夏　厚朴　神曲　槟榔　川椒　茯苓

诒按：此温中调气法也。

〇命门阳衰，脾失温养，不克健运，食入辄胀，法当温补下焦。

肾气丸去桂，加沉香、椒目。

诒按：此补火生土之法。

〇湿热内陷太阴而成胀。

茅术　川柏　厚朴　陈皮　桑皮　木通　泽泻　大腹皮
草果仁

诒按：此专治脾土湿热，古方小温中丸亦可服。

〇脉微迟，左胁宿痞，腹渐胀大，便溏溺少。此是浊阴上攻，当与通阳。

熟附子　远志　椒目　小茴香　泽泻　茯苓

诒按：此温通治胀之正法。

〇脾气本弱，而更受木克，克则益弱矣。由是脾健失职，食入不消，遂生胀满，脾愈弱则肝愈强，时时攻逆，上下有声。

半载之疾，年逾六旬，非旦夕可图也。

人参　茯苓　川楝子　楂核　甘草　木瓜　白芍　吴萸
橘核

诒按：此肝脾两治，而偏重于肝者，以其不特胀满，而兼有攻逆之证也。

○脉弦，中满，病在肝脾。

人参　吴萸　木瓜　厚朴　广皮　半夏

诒按：此肝脾两治之正法，立方精简可法。

○右关独大而搏指，知病在中焦，饮食不化，痞闷时痛，积年不愈，喉间自觉热气上冲，口干作苦，舌苔白燥。此脾家积热郁湿，当以泻黄法治之。

茅术　葛根　茯苓　石膏　藿香　木香

诒按：此痞满门中不常见之证，存之以备一格。

○脉证合参，乃气结在上，津不运行，蒸变浊痰，由无形渐变有形。徐之才谓轻可去实，非胶固阴药所宜。

白蔻　薏仁　杏仁　厚朴　枇杷叶汁　降香汁

诒按：此方具有轻、清、灵三字之妙。

○劳郁交伤，营卫不和，胸中满痛，时有寒热，与六淫外感不同，治宜和养气血。

逍遥散。

诒按：再增枳、朴等宽中之品，则更周到矣。

○脾以健运为职，心下痞，不能食，食则满闷，脾失其职矣。但健运之品，迂缓无功，宜以补泻升降法治之。

人参　干姜　半夏　茯苓　川连　枳实　陈皮　生姜

诒按：此方仿泻心法加味。

○胁下素有痞气，时时冲逆，今见中满，气攻作痛，吞酸呕吐，能俯而不能仰。此厥阴郁滞之气，侵入太阴之分，得之多怒，且善郁也。病久气弱，不任攻达，而病气久郁，亦难补养，为掣肘耳。姑以平调肝胃之剂和之，痛定食进，方许万全。

半夏　广皮　川楝子　橘核　茯苓　青皮　炙甘草　木瓜

诒按：审察病机，至为精细，立方亦周到熨帖。

〇胃阳衰惫，气阻痰凝，中脘不快，食下则胀，宜辛温之品治之。

草果仁　厚朴　茯苓　半夏　甘草　槟榔

诒按：此湿痰阻遏中宫之证。

〇热结气闭，腹胀便难。

厚朴　杏仁　滑石　黄芩　大腹皮　茯苓皮　木通

诒按：此运中兼泄热法也。

〇腹胀，面浮，跗肿，食不下，欲呕。脾虚受湿，健运失常，非轻证也。

茅术　茯苓　广皮　桑皮　木通　厚朴　泽泻　半夏　猪苓

诒按：此运中利湿法也。

〇面黑目黄，腹满，足肿囊肿。湿热壅滞，从脾及肾，病深难治。

苍术　制军　厚朴　陈皮　木通　茵陈　猪苓　椒目　泽泻

诒按：邪机壅滞，正气已伤，故云难治。

〇卧则喘息有音，此肿胀乃气壅于上。宜用古人开鬼门之法，以治肺通表。

麻黄　杏仁　薏仁　甘草

诒按：此兼喘逆，故专治肺。

〇风湿相搏，面浮，腹满，足肿，大小便不利。

杏仁　苏子　厚朴　陈皮　猪苓　大腹皮　姜皮　木通

诒按：此表里两通法也。

〇肿胀之病，而二便如常，肢冷气喘。是非行气逐水之法，所能愈者矣。当用肾气丸，行阳化水，然亦剧病也。

肾气丸。

诒按：此病阳衰气窒，不治之证也。

头痛门

〇火升头痛耳鸣，心下痞满，饭后即发。此阳明、少阳二经痰火交郁，得食气而滋甚，与阴虚火炎不同。先与清理，继以补降。

竹茹　茯苓　橘红　炙草　半夏　羚羊角　石斛　嫩钩藤钩

诒按：案语分析病机极其圆到，惟立方似未恰合，阳明药少，宜加知母、枳实。

〇头疼偏左，耳重听，目不明，脉寸大尺小。风火在上，姑为清解。

羚羊角　生地　甘草　菊花　丹皮　石决明　连翘　薄荷

诒按：此内风而兼外感者，故清散兼施。

〇风热上甚，头痛不已，如鸟巢高巅，宜射而去之。

制军　犀角　川芎　细茶

诒按：此虽前人成法，而选药颇精简。〇据此则大黄当用酒炒，以使之上行。

肢体诸痛门

〇风邪中入经络，从肩膊至项强痛，舌干唇紫而肿，痛处如针刺之状。此是内挟肝火，不宜过用温散，惟宜养阴熄肝火而已。

羚羊角　细生地　甘菊　黄芩　钩勾　秦艽　丹皮

诒按：因唇紫舌干，故知内挟肝火。方中黄芩不若山栀为当。

〇项背痛如刀割，治宜养血通络。

桂枝　钩藤　白芍　知母　羚羊角　阿胶　炙草　生地

诒按：拟去知母，加归须、刺蒺藜、丝瓜络。

〇身半以上，痛引肩臂，风湿在于太阴之分，行动则气促不舒，胸肤高起，治在经络。

大活络丹。

诒按：拟用旋覆新绛汤送下。

〇脾肾寒湿下注，右膝肿痛，而色不赤，其脉当迟缓而小促，食少辄呕，中气之衰，亦已甚矣。此当以和养中气为要，肿痛姑置勿论。盖未有中气不复，而膝得愈者也。

人参　半夏　木瓜　炒粳米　茯苓　广皮　益智仁

诒按：议论明通。

〇背脊为督脉所过之处，风冷乘之，脉不得通，则恶寒而痛，法宜通阳。

鹿角霜　白芍　炙草　桂枝　归身　半夏　生姜　南枣

诒按：方中半夏无所取义，拟再加杜仲、狗脊以通阳。

〇身痛偏左，血不足，风乘之也。

半夏　秦艽　归身　广皮　茯苓　丹参　川断　炙草

诒按：案只一二句，却有简逸之致。

〇久咳胁痛，不能左侧。病在肝，逆在肺，得之情志，难以骤驱。治法不当求肺，而当求肝。

旋覆花　丹皮　桃仁　郁金　猩绛　甘草　牛膝　白芍

诒按：审证用药，巧力兼到。○拟再加青皮、桑皮、紫苏、山栀、瓦楞子壳。

○胁疼遇春即发，过之即止，此肝病也。春三月，肝木司令，肝阳方张，而阴不能从，则其气有不达之处故痛。夏秋冬，肝气就衰，与阴适协，故不痛也。

阿胶　白芍　茯苓　丹皮　茜草　炙草

鲍鱼汤代水。

诒按：朴实说理，绝无躲闪。方用胶、芍、鲍鱼，滋肝配阳，亦觉妥帖易施。

○风气乘虚入于肾络，腰中痛引背胁。宜寄生汤，补虚通络祛风。

生地　归身　黑大豆　独活　山药　白蒺藜　杜仲　炙草
桑寄生

诒按：立方妥帖，层折俱到。

○脉数，耳鸣，吐痰，天柱与腰膝酸痛，两足常冷。病属阴亏阳升，法当填补实下。

熟地　鹿角霜　菟丝子　山药　萸肉　杞子　龟板胶

诸窍门

○风热蓄于脑髓，发为鼻渊，五年不愈，此壅疾也。壅则宜通，不通则不治。

犀角　苍耳子　黄芩　郁金　杏仁　芦根

诒按：既欲其通，则辛夷、白芷似不可少。

○肺之络会于耳中，肺受风火，久而不清，窍与络俱为之闭，所以鼻塞，不闻香臭，耳聋耳鸣，不闻音声也。兹当清通肺气。

苍耳子　薄荷　桔梗　连翘　辛夷　黄芩　山栀　杏仁　甘草　木通

诒按：语云耳聋治肺，观此信然。

○少阳之脉，循耳外，走耳中。是经有风火，则耳脓而鸣，治宜清散。

薄荷　连翘　甘菊　芍药　黄芩　刺蒺藜　甘草　木通

诒按：案既老当，方亦清灵。

○肾虚齿痛，入暮则发，非风非火，清散无益。

加减八味丸，每服三钱，盐花汤下。

诒按：立方精到。

脚气门

○厥阴之邪，逆攻阳明，始为肿痛，继而腹疼，胸满呕吐。此属脚气冲心，非小恙也。拟《外台》法治之。

犀角　槟榔　茯苓　枳实　杏仁　橘红　半夏　木通　木瓜

再诊：

半夏、木瓜、广皮、芦根、枳实、茯苓、竹茹、枇杷叶。

诒按：脚气一证，前人归入类伤寒中，必憎寒壮热，病与伤寒相似，甚则有冲心之患，故谓之重证。《外台》有大犀角汤及风引汤，后人有鸡鸣散等方，均为专治脚气之重剂。乃今时所谓脚气者，则以脚膝酸软而肿者谓之湿脚气，不肿者谓之干脚气。专用防己、木瓜、牛膝、薏米等风湿之药治之，与前人所称者，大相径庭，学者不可不辨。

遗精门

○遗精无梦，小劳即发，饥不能食，食多即胀，面白唇热，小便黄赤。此脾家湿热，流入肾中为遗滑。不当徒用补涩之药，恐积热日增，致滋他族。

萆薢　砂仁　茯苓　牡蛎　白术　黄柏　炙草　山药　生地　猪苓

诒按：此等证早服补涩，每多愈服愈甚者。先生此案，可谓大声疾呼。

再诊：服药后遗滑已止，唇热不除，脾家尚有余热故也。

前方去砂仁、黄柏，加川连、苦参。

诒按：唇热属脾。

○少阴为三阴之枢，内司启闭，虚则失其常矣。法宜填补少阴，或通或塞，皆非其治。

六味丸去泻，加菟丝子、沙苑、杞子。

诒按：此补肾之平剂，可以常服无弊。

○遗精伤肾，气不收摄，入夜卧着，气冲上膈，腹胀，呼吸不通，竟夕危坐，足跗浮肿清冷，小便渐少。此本实先拨，枝将败矣，难治之证也。

都气丸加牛膝、肉桂。

诒按：此阴阳两损、气不摄纳之重证。舍此竟无良法，然亦未能必效也。

○阴亏阳动，内热梦泄。

六味丸加黄柏、砂仁。

诒按：六味合封髓法也，亦妥帖易施。

小便门

○两尺软弱，根本不固，小便浑浊，病在肾脏，久久不愈，则成下消。

六味丸加天冬、麦冬、杞子、五味子。

诒按：方法稳切。

○形伟体丰，脉得小缓。凡阳气发泄之人，外似有余，内实不足，水谷之气不得阳运，酿湿下注，而为浊病，已三四年矣。气坠宜升阳为法，非比少壮阴火自灼之病。

菟丝子　茴香　车前子　韭子　蒺藜　茯苓　覆盆子　蛇床子

黄鱼骨捣丸，每服五钱。

诒按：此证当以脾土为主，但与温养下元，尚非洁源清流之道。

又按：此与相火下注者不同，故用药如是。

○烦劳四十余天，心阳自亢，肾水暗伤，阳坠入阴，故溲数便血，不觉管窒痛痹，实与淋证不同。其中虽不无湿热，而寝食安然，不必渗泄利湿，宜宁心阳，益肾阴，宣通肾气以和之。

熟地炭　人参　霍石斛　丹皮　泽泻　茯苓　远志　柏子仁　湖莲肉

诒按：此治本之方，由其论病亲切，故立方自稳。

泄泻门

○恼怒伤中，湿热乘之，脾气不运，水谷并趋大肠而为泄，腹中微疼，脉窒不和，治在中焦。

藿梗　川朴　神曲　泽泻　茯苓　陈皮　扁豆　木瓜

诒按：此方妙在木瓜一味，兼能疏肝，须知此意乃识立方选药之妙。

又按：案中脉窒句，不甚明了。

痢疾门

○暑湿外侵经络则为疟，内动肠脏则为痢。而所恃以攘外安内者，则在胃气，故宜和补之法。勿用攻削之剂，恐邪气乘虚尽入于里也。

诒按：案语殊妙，惜此方之佚也。

大便门

○气郁不行，津枯不泽，饮食少，大便难，形瘦脉涩。未可概与通下，宜以养液顺气之剂治之。

生地　当归　桃仁　红花　枳壳　麻仁　甘草　杏仁

诒按：此气阻液枯之证，拟加鲜首乌。

○大便闭结，水液旁流，便通则液止矣。

大承气汤加甘草。

诒按：据吴鞠通之论，用调胃承气法为稳。

再诊：

前方加当归、白芍。

三诊：

改用制军，加浔桂、厚朴。

○下血后，大便燥闭不爽，继而自利，白滑胶黏，日数十行，形衰脉沉。必因久伏水谷之湿。腑病宜通，以温下法。

生茅术　制军　熟附子　厚朴

诒按：自利胶滑，有因燥矢不行，气迫于肠，而脂膏自下者，当专行燥矢，兼养肠液，未可概以湿论也。

○脾约者，津液约束不行，不饥，不大便。备尝诸药，中气大困，仿古人以食治之法。

黑芝麻　杜苏子

二味煎浓汁如饴，服三五日，即服人乳一杯，炖温，入姜汁二匙。

诒按：此无法之法也，良工心苦矣。

○便血，不独责虚，亦当责湿，所以滋补无功，而疏利获益也。兹足酸无力，其湿不但在脾，又及肾矣。当作脾肾湿热成痹治之。

萆薢　薏仁　白术　石斛　牛膝　生姜

诒按：案语明确，方亦简当。

○泻痢便血，五年不愈，色黄心悸，肢体无力。此病始于脾阳不振，继而脾阴亦伤，治当阴阳两顾为佳。

人参　白术　附子　炙草　熟地　阿胶　伏龙肝　黄芩

诒按：此理中合黄土汤法也，方案俱切实不肤。

○鼻痒心辣，大便下血，形瘦脉小而数，已经数年。

黄芩　阿胶　白芍　炙草

诒按：此阴虚而有伏热之证，方特精简。

外疡门

○肝经液聚气凝，为项间痰核。病虽在外，其本在内，切不可攻，攻之则愈甚矣。

首乌　象贝　白芍　牛膝　甘草　牡蛎粉　归身　生地
丹皮

诒按：议论平和，立方清稳。○牡蛎粉一味，可以化痰
消坚。

○痨证以能食为要，兹先和养胃气。

石斛　茯苓　益智仁　谷芽　木瓜　广皮

诒按：案语片言居要，惟用药嫌少力量。

○脉虚细数，阴不足也。鼠漏未愈，热在大肠。

六味丸加杞子、天冬、龟板、黄柏、知母、五味子。

诒按：此肛门漏也，名为鼠漏。未知所本，脉证已属损象，
故以滋补肝肾为主。

妇人门

○脾虚生湿，气为之滞，血为之不守，此与血热经多者
不同。

白术　泽泻　白芍　广皮　炙草　茯苓　牛角腮灰　川芎

诒按：认证既的，药亦丝丝入扣。

○腹满，足肿，泄泻，此属胎水，得之脾虚有湿。

白术　茯苓　泽泻　广皮　厚朴　川芎　苏叶　姜皮　黄芩

诒按：方案俱老当。

○胎前喘咳肿满，是脾湿不行，上侵于肺，手足太阴病也。
治在去湿下气。

茯苓　陈皮　白芍　泽泻　厚朴　当归　苏梗　杏仁

诒按：方颇灵动，再加紫菀、枇杷叶，何如？

〇产后恶露不行，小腹作痛，渐见足肿，面浮，喘咳。此血滞于先，水渍于后，宜兼治血水，如甘遂、大黄之例。

紫菀　茯苓　桃仁　牛膝　青皮　杏仁　山楂肉　小川朴　延胡

诒按：用其例而易其药，因原方太峻也。

再诊：瘀血不下，走而上逆。急宜以法引而下之，否则冲逆成厥矣。

归身　滑石　蒲黄　通草　牛膝　瞿麦　五灵脂　赤芍

三诊：膈宽而腹满，血瘀胞中，宜以缓法下之。

大黄　青皮　炙草　丹皮　桃仁　赤芍　归身

又，丸方。

牛膝一两　赤芍　延胡　蒲黄　五灵脂　川芎　桂心　桃仁各五钱　归尾　丹皮各八钱

诒按：迭换四方，一层深一层，次序秩然，恰与病机宛转相赴。

〇胎前病子肿，产后四日即大泄，泄已，一笑而厥，不省人事，及厥回神清，而左胁前后痛满，至今三月余矣。形瘦脉虚，食少，少腹满，足肿，小便不利。此脾病传心，心不受邪，即传之于肝，肝受病，而更传之于脾也。此为五脏相贼，与六腑食、气、水、血成胀者不同。所以攻补递进，而绝无一效也，宜泄肝和脾法治之。

白术　木瓜　广皮　椒目　茯苓　白芍

诒按：此等证情，非胸中有古书者，不能道只字。

评选继志堂医案

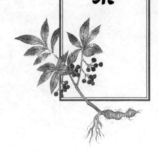

翁 序

  同龢按：道光五年，吾母许太夫人以呕血谒曹先生于吴门。先生切脉曰：夫人得无从高坠下乎？曰：然。又曰：得无引重努力乎？曰：然。是时吾母奉亲过岭，先生量药一裹，偻指计程曰：行至赣江愈矣。已而果然。昔母家居，尝左抱儿，右挈浆，下楼，颠，自初桄至不尽一级止，腰膂伤矣，而儿无恙，此呕血之因也。同龢熟闻此事，因谨识于后。

光绪三十年四月廿又一日

柳　序

　　上《继志堂医案》两卷，曹仁伯先生所著也。先生讳存心，字仁伯，别号乐山，系常熟之福山人。幼时读书颖悟，长老咸目为令器。顾以家道不丰，一衿不足裕衣食，遂谋习医。从薛性天先生游，薛故郡中名宿，得先生剧赏之，谓将来光吾道者必曹生也。先生居薛所十年，帏灯烽掌，上自《灵》《素》，下逮薛、喻诸家，无不研求贯串，乃出应病者之求，辄奏奇效。先生尝言：医者存心，须视天下无不可治之病。其不治者，皆我之心未尽耳。故其临病人也，研精覃思，直以一心贯乎病者之食息起居，而曲折无不周至。每有剧病，他人所弃而不治者，先生独能运以精思，而以数剂愈之。古人谓生死肉骨，先生诚有之焉。先生又言：每遇病机丛杂，治此碍彼，他人莫能措手者，必细意研求。或于一方中变化而损益之，或合数方为一方而融贯之，思之思之，鬼神通之，苦心所到，必有一恰合之方，投之而辄效者。以是知医者之于病，稍涉危疑，即目为不治而去之者，其不尽心之过为不少也。嗟乎！先生之言如此，即先生居心之笃厚，与艺事之精能，盖皆即是而可见矣。先生所著，有《琉球百问》《继志堂语录》《过庭录》《延陵弟子纪略》诸书。经先生之孙博泉玉年哀集镂行，杨太常滨石序之。先生之行谊，备详于许君廷诰所撰家传中。先生以医名著，继叶、薛诸公而起，德被吴中，名驰海外，至今人能道之。特其所著医案，于《过庭录》《延陵弟子纪略》外，未有传本。今年夏，偶于友人处得见其门弟子所录存者，惜中多阙误。因假归抄录，为之次第整理。删其繁乱，撷其精粹，间或赘以评语，以发明其用意之所在，抄成上下两卷。俾后人读之，犹可想见其诊病时危坐构思，旁若无人之概云。

光绪二十六年庚子八月江阴柳宝诒识

上 卷

内伤杂病门

○心营与肾水交亏，肝气挟肝阳上逆，胸中气塞，口内常干，手震舌掉，心烦不寐，即有寐时，神魂游荡，自觉身非己有，甚至便溏纳少，脾胃亦衰，脉形细小无神，而有歇止之象。逐证施治，似乎应接不暇，因思精神魂魄，必令各安其所，庶得生机勃勃，否则悠悠忽忽，恐难卜其旋元吉，拟许学士珍珠母丸法。

石决明盐水煅，一两　人参一钱　归身钱半　犀角五分　龙齿三钱
茯神三钱　生地四钱　麦冬二钱　枣仁二钱　炙草三分　怀药三钱
沉香磨冲，三分

另，珠粉四分，先服。

诒按：此方于肝气一层，嫌少理会。愚意去山药、甘草，加木香、陈皮，则胸中之气塞亦平矣。

又，接服方。

生地　白芍　人参　丹皮　橘红　茯神　枣仁　石决明
龙齿　秫米　佛手

再诊：脉之歇止向和，便之溏泄不作，气塞稍平，手震亦

定。但寤多寐少，内脏之魂魄未安。胸痞脘闷，上壅之浊痰未降。容将通阳镇逆法参入前方，冀相与有成耳。

珍珠母丸珍珠母、熟地、当归、人参、枣仁、柏子仁、茯神、犀角、龙齿、沉香去柏子仁、当归，加旋覆花一钱五分、代赭石三钱、陈皮七分、冬术七钱、炙草五钱、白芍二钱、麦冬三钱，甘澜水煎，竹沥一两冲服。

诒按：案云通阳镇逆，方中用旋、赭镇逆，而术、芍、麦、草则未可谓之通阳也。

三诊：夜半得寐，心肾已交，肺魄肝魂，自能各安其脏。无如心易烦动，神反疲乏，气犹短促，胸还痞闷，脉仍细小，两足不安。脉虚证虚，是谓重虚，而兼有湿痰从之为患。夫痰即有形之火，火即无形之痰也。法当固本为主，消痰佐之。

人参固本丸加龟板五钱，炙、茯神三钱、枣仁二钱、白芍三钱、淮麦三钱、陈皮一钱、旋覆花一钱五分、柏子仁一钱五分，去油、冬术钱半。

另，珠粉二分，竹油二十匙，鸡子黄一枚，和服。

诒按：于痰病重投冬、地，得无嫌其滋腻否？

四诊：风、火、痰三者之有余留滞肝经，以致卧血归肝，魂不能与之俱归，筋惕肉𥆧而醒，前次气短等证，莫不因此。而又起于有年病后，气血两亏，何堪磨耐？所治之方，不出许学士法加减。现在脉息细小带弦，虽无止歇之形，尚有不静之意，究属难免风波，未可以能食为足恃也。

石决明盐水煅，三钱　麦冬二钱　犀角五分　柏子仁三钱　龙齿三钱　枣仁盐水炒，三钱　归身七分　大熟地浮石粉拌，炒，六钱　羚羊角一钱　冬术一钱五分　白芍三钱　陈皮一钱　人参二钱　茯神三钱　银花一钱　薄荷五分另，金箔二张、竹沥一两、珍珠粉三分，姜汁一匙，冲服。

诒按：方中用银花、薄荷两味，不识其意何居。

五诊：前夜熟睡，昨又变为少寐，寐之时，适在子时以后，肝胆两经尚有余邪可知。更兼痰火阻气，时逆时平，其气逆时，必面赤心悸，甚则肉瞤筋惕，烦热不安，脉亦随之变异，所谓心火一动，相火随之是也。调治之外，必须静养，俾心火凝然不动，方可渐入坦途。

人参　丹参　麦冬　元参各二钱　旋覆花　冬术各一钱五分　橘红一钱　小麦五钱　枣仁川连煎汁，拌，炒　茯神　川贝各三钱　炙草四分　枇杷叶　竹茹各三钱　珠粉冲，三分

诒按：相火属少阳，即胆火也。方中川连、竹茹恰合病机。

六诊：所患小恙无一不除，盖以清之化之，补之养之，无微不至，而得此小效耳。所嫌者，寐非其时，寤非其时，心阳太旺，神气外驰，是卫气独行于阳，阳跷脉满，满则不入于阴，阴分之虚明矣。将滋阴之品参入前方，未识能弋获否？

前方加大生地五钱、陈胆星五分。

另，珍珠母丸、朱砂安神丸各五十粒。

诒按：此证不寐，乃肝胆有痰火所致。案中引《内经》阳跷脉满之文，本属强为牵合。至以经言阴虚，指为阴血之虚，尤非经文本旨。

七诊：人可以参天地之干者，莫贵于眠食如常。今食能知味，眠则未安，昨夜忽寐忽醒，醒则不爽，寐则不安，以昭卫气不得入于阴，独留行于阳之意。按：案语牵合支离，总由误认经文阴字，故说来总不入理。是阳跷脉满，营血不能充足，肌肉不能润泽，苟非阳生阴长，阴足恋阳，何以渐入佳境？然营中之血既不生之于心，乌能藏之于肝，统之于脾？而欲借草

木之无情，俾血肉之有情者，以生以长，谈何容易？况当此痰火易烦，得食暂安，以及虚风内动，筋惕肉𥆧，肢体牵摇，大便难通之候，更难为力矣，急宜加意调理。

前方去元参、旋覆、珠粉、丹参，加黄芪一钱、远志三分、归身一钱、半夏一钱五分，猪胆汁炒、木香三分、圆眼肉三枚。

另，珍珠母丸四十粒、朱砂安神丸三十粒。

诒按：黄芪与此证不甚合，胆汁炒半夏思路新颖。

八诊：彻夜好眠，神魂已定，是佳兆也。但脉形细小而兼滑数，数为有火，滑为有痰，细属阴虚，小属气弱，虚弱之中，兼有痰火，有时面红，有时咳嗽，有时气痞而短，有时烦热不安，更兼大便燥而小便短、筋惕肉𥆧、肢体动摇、神情困倦、语言无力等证，均未平复，还宜谨慎小心。

前方加柏子仁三钱。

另，朱砂安神丸三十粒、珍珠母丸四十粒。

诒按：此好眠是痰蒙所致，未必定是佳兆。

九诊：脏之为言藏也，心之神，肝之魂，肺之魄，脾之意，肾之志，无不各得其藏，五脏和矣。即有不和，因脏真不足，盖有待也。而与脏相表里者为腑，腑以通为补，与脏之以塞为补者有间。因思胃主下行，肠主津液，津液不充，下行失令，故大便燥结而难通。此际不以滋养营阴。俾得施润泽，非计也。目前之治如此，将来或痰或火，或感或伤，偶有违和，事难逆料，断无预定之理，随时斟酌为嘱。

麻仁　郁李仁　柏子仁　松子仁各三钱　桃仁七分　陈皮　人参　苏子各二钱

另，朝服膏滋药，晚服丸药。

此王江泾王姓病也。是人素有肝火上升之病，想热病之后，必有余邪余火，留于肝胆，乘虚窃发，气塞而不能卧起者，中有实痰，加于短气不足以息之体，神魂摇荡，身非已有，虚之甚矣。用珍珠母丸法，先以犀角治实火，参、地补气血，俾相火得清而奠安。

第二方，即参入陈皮、竹油、赭石、旋覆花，挟补挟化。

第三方，人参固本，入龟板、芪、芍、鸡黄。

第四方，加入羚羊、银花，清药与补药俱加倍用之。

第五、六方，竟是十味温胆，吃重痰火一层。用药心细手和，既沉着，亦灵敏，洵可法可师之作。

○阳络重伤，咳无虚日，而于五更为甚，口干盗汗，溺赤便溏，脉数而身热，欲成损证也。咽中已痛，虑其加喘生变，权以清热存阴。

黄芩汤合猪肤汤加牡蛎。

再诊：所见病情与前无异，喜食藕汁，咽中干痛稍轻，大便溏泄更甚。虽属肺热下移于大肠，而实则中气已虚，失其所守也。

六味丸加牡蛎、川贝、元参、淡芩。

诒按：大便溏泄，虚证中所最忌者，此证始终大便不坚，故再三反复，终不复元也。

三诊：溏泄已止，咳嗽未除，咽痛盗汗，脉数，肺经尚有热邪。

补肺阿胶散加白芍、生地、淡芩、元参、山药。

四诊：便泄稀，身热轻，咽喉干痛亦渐向愈。而咳嗽腹鸣，神疲纳少，脉小带数。想是风热递减，气阴两亏，而脾中之湿，又从而和之为患。补三阴，通三阳之外，更以崇土化湿佐之。

六味丸加牡蛎、淡芩、於术、防风、陈皮、炙草。

诒按：阴虚而挟脾湿，阳虚而挟肺火，邪实正虚，彼此相碍。凡治此等证，总须权其轻重缓急，又须心灵手敏，方能奏效。若稍涉呆滞，则效未见而弊先滋。如此证屡用六味，虽于证情亦合，究嫌落笔太重，少灵动之机括也。

五诊：气阴得补渐和，不意又有燥风外感，袭入湿痰之中，微有寒热，咽痛咳嗽不止，权以清养法。

六味丸去黄，加桑叶、杏仁、陈皮、川贝、炙草。

六诊：发热，恶风，汗多，是属伤风之象。但伤于壮者，气行则已。伤于怯者，难免不着而为患也，大为棘手。

六味丸合玉屏风散，加桑叶、元参、川贝、橘红、甘草。

七诊：多汗恶风之象渐轻，新风解矣。而咳嗽咽痛，大便溏，饮食少，仍是脾、肺、肾三脏皆虚之候，幸未气喘。

玉竹饮子玉竹、茯苓、甘草、桔梗、陈皮、川贝、紫菀、姜合猪肤汤，玉屏风散加麦冬、山药。

八诊：脾虚则便溏，肺虚则咳嗽，肾虚则虚火上炎，咽喉干痛，脉弱无力，元气伤矣，急宜补气育阴。

人参　二冬　二地　黄芪　陈皮　阿胶　杏仁　百合　甘草

诒按：此方究非便溏所宜。

九诊：精生于谷，肾之精气，皆赖谷食以生之。而谷食之化，又赖脾土以运之。今便溏纳少，脾失运矣，急宜补脾为要。

都气丸合四君子汤、百花膏。

另，八仙长寿丸参汤下。

诒按：此方亦嫌少灵活之致。

又按：此证前后方案九则，议论颇有精当处。惟用药未能面面照顾，总缘阴虚而兼便溏，彼此相碍，难于安置妥帖也。

〇先生之病，素禀湿热，又挟阴虚之病也。湿者何？地之气也。热者何？天之气也。天地郁蒸，湿热生焉。湿热禀于先天者，与元气混为一家，较之内伤、外感之湿热，属在后天者，岂可同日语哉？设使薄滋味，远房帏，不过生疡出血而已。乃从事膏粱，更多嗜欲，斯湿热外增，阴精内耗，脏腑营卫，但有春夏之发，而无秋冬之藏，无怪乎风火相煽，而耳为之苦鸣也。当斯时也，静以养之，犹可相安无事，何又喜功生事，火上添油，致陡然头晕面赤，其一派炎炎之势，盖无非肝经之火，督脉之阳，上冒而为患。近闻用引火归原之法，以为甘温能除大热。嗟乎！未闻道也。夫甘温除大热者，良以下极阴寒，真阳上越，引其火，归其原，则坎离交媾，太极自安。若阴虚湿热，蒸动于上者，投以清滋，尚难对待，况敢以火济火，明犯一误再误之戒乎？迨后清已有法，滋亦频投，饮食能增，身体能胖，而坐立独不能久者，明是外盛中空，下虚上实，用药殊难。尝见东垣之清燥汤，丹溪之虎潜丸，润燥兼施，刚柔并进，张氏每赞此两方，谓必互用，始克有济，何故而不宗此耶？然犹有进于此者，治病必资药力，而所以载行药力者，胃气也。胃中湿热熏蒸，致吐血痰嗽，鼻塞噫气，二便失调，所谓九窍不和，都属胃病也。然则欲安内脏，先清外腑，又为第一要着矣。至秋末冬初病甚者，十月坤卦纯阴，天已静矣，而湿热反动。肾欲藏矣，而湿热仍露，能勿令病之加剧乎？附方谨复。

青盐四两　甘草八两　荸荠一斤　海蜇二斤　萆薢一两　饴糖八两　刺猬皮一两五钱　霞天曲一两五钱　十大功劳叶一斤　橘叶五两

共为末，竹沥和水泛丸，每朝四钱，服完后，合虎潜丸全料，同合常服。按：方中海蜇、荸荠、饴糖，不能作丸，此必有误。愚意用东垣清燥汤方合青盐，以下数味为末，而用荸荠、海蜇煮汁，和饴糖、竹沥泛丸乃合。

原注：起手提清湿热之病，阴虚之体，发明先天素禀湿热之故。第二段一折，折出嗜欲膏粱，因此更加阴虚。第三段再折，折出动火伤阴。第四段，直辟用热之谬，下乃归到治病先治胃。通篇说理既精，笔力遒老，饶有古文笔意。

诒按：推论病原，指陈治法，言言切实，绝无模糊影响之谈。最后推出先清胃腑一层，尤为洞中窾要，深合机宜。凡治阴虚湿热者，于此可悟出法门矣。

○身热，手心热，少力神倦，溲利脉濡。此脾阳下陷，阴火上乘。甘温能除大热，正为此等证设也。

补中益气汤加鳖甲。

诒按：此脾虚内热证也，用东垣法最合。

○劳倦而招风湿，右脉濡小，左脉浮弦，舌苔薄白，溺赤便溏，肢体酸楚，神倦嗜卧，少纳口干。

升阳益胃汤参、术、芪、草、夏、陈、苓、泽、羌、独、防、柴、连、芍、姜、枣加川朴、青皮。

诒按：此与前证略同，故用药亦相似。

○胃虚则纳食无味，脾虚则运化无常。

六君子汤合治中汤，加熟地、益智仁、粳米。

诒按：脾喜温升，宜香燥。胃喜清降，宜柔润。脾阳健则能运，胃阴充则能纳。凡脾胃同治者，用药须识此意。愚意去熟地，加石斛，似与胃虚者更宜。

○五脏六腑，皆有营卫，营卫不调，则寒热分争。此病分争之后，肌肉暗消，因思脾主肌肉，肌肉暗消，正所以昭脾之营卫虚也。无怪乎脘痞纳少，力乏嗜卧，脉形软弱，有种种脾虚见象，于法当健脾为主。而八八已过之年，阳气必衰，又宜兼壮元阳，使火土合德，尤为要务。

乌龙丸合香砂六君丸，加首乌、当归。

○心脉宜大者反小，肾脉宜沉者反浮，浮则为伤，小则为虚。想是读书攻苦，心肾不交，失其封藏之职。夫心肾，即婴儿、姹女，欲其交者，须得黄婆为之媒合。黄属中央，脾土所主，舍补中宫之外，皆属徒然。

归脾汤。

诒按：借丹诀以谈医理，原一贯也。此案说理颇精，惜未能指列病状。

○昼为阳，阳旺应不恶寒。夜为阴，阴旺应不发热。兹乃日间恶寒，夜间发热，何以阴阳相反若是耶？此无他，阳虚则恶寒于日，阴虚则发热于夜。阴阳之正气既虚，所有疟后余邪，无处不可为患，足为之浮，腹为之满，溺为之短，一饮一食，脾为之不运。生饮生痰，肺为之咳嗽。脉从内变，而为细弦。夫形瘦，色黄，舌白，阳分比阴分更亏，极易致喘。

桂枝加厚朴杏仁汤加附子、干姜、冬术、半夏、橘红。

原注：案则一线穿成，药则理中去参，以理其本，桂枝以和其标，二陈、朴、杏以化其邪，乃丝丝入扣之方。

○脾为阴土，胃为阳土，阳土病则见呕恶，阴土病则见泄泻，二者互相为患，此平则彼发，令人应接不暇。现在呕止而泄，似脾病而胃不病，不知脾胃属土，木必乘之，不乘胃土而呕，必乘脾土而泄。治病必求其本，本在木，当先平木，必使阳土、阴土皆不受所乘，方为正治。

理中汤、乌梅丸、吴仙散_{吴萸、茯苓}加白芍。

诒按：推究病机，即能融会贯彻，斟酌治法，自然入彀。

○舌乃心之苗，舌上之苔剥落不生者久矣。是心阴不足，心阳有余也。

黄连阿胶汤去芩，加大生地。

诒按：胃阴枯涸者，每有此病。心阴不足之说，亦可备一法也。

中风门

○类中之余，足不任身，手难举物，尺脉无力，阴阳并弱，拟用河间地黄饮子法。

熟地　苁蓉　川附　牛膝　石斛　远志　巴戟　甘菊

再诊：手之举动稍和，足之步履如旧，盖缘阳气难于充足耳。

六君子汤加熟地、巴戟、白芍、川附、虎骨。

又，膏方。

归芍六君子丸加虎骨、巴戟、菟丝、苁蓉、首乌、杜仲、草薢。

三诊：足部有力，步履不艰，补方得力可知，仍以前法。

地黄饮子_{地、巴、苁、萸、麦、斛、菖、芩、远、薄、味、附、桂}去麦、味、菖，合异功散，加当归、芍药、蝎尾、竹油。

诒按：此病之由乎虚者，故用药专以补养收功。○从前并未用疏风化痰之药，案中亦无见证，至末方诸恙就痊，而忽加蝎尾、竹油二味，想必另有风痰见证也。

○怒则气上，痰即随之，陡然语言蹇涩，口角流涎，月余不愈，所谓中痰中气也。然痰气为标，阳虚为本，所以脉息迟弦，小水甚多，肢麻无力。法宜扶阳为主，运中化痰佐之。

六君子汤加川附、白芍、麦冬、竹油、蝎梢。

诒按：立方虚实兼到，所谓看似寻常，最奇特也，勿以平易忽之。

○左肢痿而不用，口歪流涎，舌苔起腻，便溏溺少，脉形弦迟。以中虚湿胜之体，易于生痰动风，内风既动，未有不招外风者也。

牵正散_{白附、蝎梢}合二陈汤，加川附、桂枝、白芍、制蚕。

再诊：肢体稍和，流涎略减，仍以前方增减。

前方去芍，加首乌、川断、竹油。

诒按：方案均切实不浮。

痿痹门

○膝骨日大，上下渐形细小，是鹤膝风证。乃风、寒、湿三气合而为病，痹之最重者也。三气即痹，又挟肺金之痰以痹肘，所谓肺有邪，其气留于两肘。肘之痹，偏于左，属血属阴，阴血久亏，无怪乎腰脊突出，接踵而来。至于咳嗽，鼻流清涕，小水色黄，肌肉暗削，行步无力，脉形细小，左关独见弦数，是日久正虚，风、寒、湿三气渐见化热之象。拟用痹门羚羊角散加减。

羚羊角　归身　白芍　杏仁　羌活　知母　桂枝　薏米
秦艽　制蚕　茯苓　竹沥　桑枝

诒按：由膝而肘而脊，病情渐引渐深。方中于膝肘之邪，已能兼治。于脊突一层，似未能兼顾及之，拟再加鹿角霜、川、怀牛膝等味。

○素患鼻衄，入夏又发，下体酸软无力，咳嗽口干，溺黄肤热。想是鼻衄屡发，上焦阴液久耗，而胃中湿热之邪，熏蒸于肺，肺热叶焦，则生痿躄也。

清燥汤参、芪、草、术、归、橘、柴、麻、羌、地、连、猪、茯、麦、味、苍、柏、泻去术、升、柴，加白芍、茅花、枇杷叶。

诒按：此证自当滋清营液为主。东垣清燥汤立法未纯，前人颇有议之者，用者当审之。○案语阐发病情极其熨帖。

○人年四十，阴气自半，从古至今如是。惟尊体独异者，盖以湿热素多，阳事早痿耳。近又患臂痛之证，此非医书所载之夜卧臂在被外，招风而痛。乃因久卧竹榻，寒凉之气渐入筋骨，较之被外感寒，偶伤经络者，更进一层。所以阳气不宣，屈伸不利，痛无虚日，喜热恶寒。仲景云一臂不举为痹，载在中风门中，实非真中，而为类中之机，岂容忽视？现在治法，首重补阳，兼养阴血，寓之以祛寒，加之以化痰，再通其经络，而一方中之制度，自有君臣佐使焉。

熟地八两　当归四两　白芍二两　虎掌一对　阿胶三两　半夏四两
橘红二两　枳壳二两　沉香五钱　党参四两　於术四两　茯苓八两
熟附一两　炙草一两　风化硝一两　桂枝一两　羌活一两　绵芪二两
姜黄一两　海桐皮一两①

共为末，用竹沥、姜汁和蜜水泛丸。

诒按：立方清切周到，可法可师。

神志门

○神识不清，自言自语，起坐无常，寤寐失度，脉形小滑，舌苔白腻。此痰热内郁心包，无路可出，而作心风也。久久归入癫痫，毋忽。

---

① 一两：惜余本脱，今据上科本补。

导痰汤芩、夏、枳、星、梅、橘、姜、草加菖蒲、远志。

另，白金丸。

诒按：病情已属癫证，再加犀角、龙、牡等清镇之品，似更得力。

○阳明之脉，环于唇，唇起红筋，即发牵动而厥，厥醒吐沫，咳血鼻衄，二便失调，脉弦滑数。显系胃有积热，动血生痰，又被肝火所冲激，乃痫证之根，毋忽。

六味丸加川贝、石决明。

另，虎睛丸_{虎睛一对，制军一两，远志五钱，犀角一两，黑栀一两，蜜}丸，每服二十一粒。

诒按：既曰胃有积热，似非六味所能胜任。且方中如萸肉之酸温，亦宜避去。

又按：积热者，蓄积之热也，与积滞之积不同。虎睛丸中大黄、黑栀，即为泄热而设。

○痫证之因，未有不由乎龙雷之火上升，此则更有湿热之痰，从而和之为患。

六味丸加龙齿、石决明、橘红、黑栀、川贝、川连、竹茹。

诒按：连读痫证数案，皆以六味丸为主，查六味为通补三阴之方。先生习于《内经》重阴者癫一语，谓痫证必挟龙雷之火，而以滋水柔木为主，故用药如此。其实痫证有因于胎惊者，有因于先天阴虚者，亦有因于惊痰内扰者，当随所因而治之，初非可执一端以论也。

○惊则气乱，神出舍空，痰涎袭入，此心悸形呆，善忘不语，所由来也。至月事不至，血从内并，用药亦须兼及。

茯苓　香附　沉香　半夏　橘红　远志　胆星　牛膝

另，惊气丸_{白花蛇、蝎、蚕、脑、麝、辰砂、白附、麻黄、天麻、橘红、}

南星、苏子。

诒按：拟加丹参、琥珀、归须等，兼顾血分，乃与案语相合。

〇心悸，初从惊恐得之，后来习以为常，经年不愈，手振舌糙，脉芤带滑，不耐烦劳。此系心血本虚，痰涎袭入也。

人参　元参　丹参　枣仁　天冬　麦冬　菖蒲　茯苓　茯神　当归　远志　五味　桔梗　半夏　生地　橘红　枳壳　柏仁　炙草　竹茹

原注：此天王补心丹合十味温胆法也。心血本亏，补心丹主之。痰涎袭入，十味温胆汤主之。

〇湿热生痰，留于手足少阳之府，累及心包，心惊胆怯，性急善忘，多虑多思，舌苔浊腻带黄，胸脘内热，清化为宜。

黄连温胆汤加洋参、枇杷叶。

原注：舌苔浊腻带黄，加入黄连一味，苦燥化湿。再加洋参补阴，枇杷叶清肺。想是火旺之体，肺液必亏，且以救二陈之过燥也。

〇神蒙善忘，包络之病为多。然左寸脉息上浮，关部独带弦数，右寸与关，小而带弦，白苔满布，大便久溏，肢体无力，倦怠嗜卧。脾经之湿痰，被肝火所冲激，累及心包也。

藿梗　党参　於术　半夏　陈皮　香附　砂仁　木香　沉香　远志　枳壳　葛根　菖蒲　竹油

诒按：此必兼有胀满之候，故方中多香燥和脾之品，用葛根、藿梗乃兼清暑湿之意。

再诊：痰因湿酿，湿自脾生。脾若健运，则无湿以生痰，所患善忘等证，自可化为乌有。然则健脾一法，在所必需矣。

香砂六君子汤加沙苑、远志、谷芽。

原注：苔白便溏，乏力嗜卧，皆脾倦见证，故用健脾化湿法。

痰火门

〇胃为贮痰之器，上逆心包，轻则胸闷，重则神蒙。

导痰汤合温胆汤。

另，白金丸。

诒按：此治痰蒙之正法也，在此证尚属轻剂。

〇曾经失血，现在内热吐痰，夜来大魇，脉象滑数，阴虚挟痰所致。

十味温胆汤加麦冬、归身。

诒按：阴虚挟痰之证，用药最难恰好。〇十味温胆汤，即温胆汤去竹茹，加参、地、枣仁、远志、五味，治寒涎沃胆，胆寒肝热，心悸不寐。

痰饮门

〇积饮成囊。

平陈汤。

另，丸方：茅术一斤、芝麻半斤，枣肉丸。如便血，山栀汤下。

诒按：此病不易除根，煎、丸两方，极为熨帖，特未识能奏肤功否？

〇鼻血遗精，肺肾俱病，寒热盗汗，营卫并伤，必须大补为是。无如脉息细弦，舌苔满布，二便失调，饮食不舒，脾家又有湿痰为患，先宜化湿健脾，再商补剂。

枳砂二陈汤加乌梅、生姜。

诒按：方中乌梅一味，似不入格。查《医通》载二陈汤古方，本有乌梅，取敛护胃阴之意。先生用此，其意或在是乎？

○动则气喘，言则亦然，是下虚也，宜其俯仰不适矣。至于脘中拒按，隐隐作疼，筑筑而跳，脉息中部太弦，必有湿热痰浊，交阻于胃，失下行为顺之常，未便独以虚治。

川贝　陈皮　茯苓　白芍　牛膝　海蜇　荸荠

另，水泛资生丸。

诒按：此必挟有痰饮，阻于中脘，宜从饮门用意。

再诊：俯仰自如，渐通之兆。所见言动之气喘，脘腹之拒按，已日轻一日，大妙事也。动气攻筑，独不能除，且兼气坠少腹，卧则可安，此则非胃气之能降，而实脾气之不升也。

香砂六君丸合雪羹，加神曲。

另，资生丸。

诒按：立论精当明了，惟用药尚不甚得力。

咳喘门

○年逾古稀，肾气下虚，生痰犯肺，咳喘脉微，当与峻补。
金水六君煎麦、地、橘、夏、苓、草合生脉散，加桃肉。

另，八仙长寿丸、肾气丸。

原注：补命门之火以生土，清其生痰之原，则肺之咳喘自宁。煎方金水六君煎以治脾肾，生脉以养肺，桃肉以补命门，其莫安下焦之剂。另用丸药常服，斟酌可谓尽善矣。

○气喘痰升，胸痞足冷，是中下阳虚，气不纳而水泛也。

已进肾气汤，可以通镇之法继之。

旋覆代赭汤去姜、枣，合苏子降气汤，去桂、前、草、姜，加薤白、车前、茯苓、枳壳。

诒按：于肾气后续进此方，更加旋、赭以镇逆，薤白以通阳，用意极为周到。

○交冬咳嗽，素惯者也。今春未罢，延及夏间。当春已见跗肿，入夏更增腹满，口燥舌剥，火升气逆，右脉濡数，左脉浮弦。风邪湿热，由上而及下，由下而及中，即经所云久咳不已，三焦受之，三焦咳状，咳而腹满是也。际此天之热气下行，小便更短，足部尚冷，其中宫本有痞象，亦从而和之为患，用药大为棘手。姑拟质重开下法，佐以和胃泄肝之品。

猪苓　鸡金　白术　石膏　寒水石　雪羹　肉桂　枇杷叶

原注：风邪归并于肺，脾气素虚者，由肺而陷入于脾，尚是一线。加以口燥舌剥，阴虚有火之体，更属难治。用河间甘露之意，质重开下，方则极妙，未识效否。

诒按：病情纷错，实难着手，以桂苓法增减出之，已属苦心经营。特于痞满一层，尚恐与两石有碍，方中茯苓、滑石似不可少。

○寒热后，咳嗽痰浓，头疼口渴，舌红脉数，大便溏泄。冬温之邪郁于肺分，而从燥化，当泄之清之。

葳蕤汤葳蕤、石膏、青木香、薇、麻、芎、葛、羌、草、杏。

原注：此冬温咳嗽也。麻、杏开泄外罩之凉风，羌活、葛根佐之。石膏清内伏之温热，白薇、玉竹佐之。冬温必头痛便泄，青木香治便泄之药也。病比伤寒多一温字，方比麻黄去桂枝一味，加入石膏以治热，有因方成珪，遇圆为璧之妙。

诒按：此病既见痰浓口渴，则已有邪郁化热之征。方中羌、防、葛根，似宜酌用。

○寒必伤营，亦必化热，咳嗽不止，呕吐紫血，咽中干痛，苔白边青，脉紧而数，近更咳甚则呕，气息短促。肺胃两经皆失其清降也。郁咳成劳，最为可怕。

荆芥　杏仁　紫菀　桑皮　地骨皮　苏子　麦冬　金沸草　玉竹

再诊：白苔已薄，舌边仍青，痰出虽稀，咳逆未止，观其喘急呕逆，多见于咳甚之时。正所谓肺咳之状，咳而喘。胃咳之状，咳而呕也。

桑皮　骨皮　知母　川贝　淡芩　浮石　桔梗　甘草　紫菀　麦冬　芦根　莱菔汁

原注：风寒之邪，郁于肺胃，久而化火，遂至见血。先用金沸草散、泻白散，以搜剔其邪。第二案，即加入芦根、知母，清营中之热，用法转换，层次碧清。

诒按：此证先曾吐瘀，加以舌边色青，似有瘀血郁阻，方案中何以并不理会及此？

○伤风不醒，咳嗽呕恶，所见之痰，或薄或浓，或带血色，左关脉独见浮弦且数，小有寒热，此损证之根也，《千金》法治之。

苏叶　党参　川连　乌梅　橘红　川贝　柴胡　杏仁　桑皮　地骨皮

原注：此用柴前连梅煎意，《千金》法也。咳嗽由来十八般，只因邪气入于肝，即是此方之歌诀。○此方效，转方加竹茹一味。

诒按：弦数独见于左关，故知其病专在肝。

○咳嗽吐出青黄之痰，项强，恶风，音烁，寒热分争，是名劳风。服秦艽鳖甲而更甚者，当进一层治之。

柴前连梅煎_{柴胡、前胡、黄连、乌梅、薤白、猪胆汁、童便、猪脊髓。}

附：秦艽鳖甲煎_{秦艽、鳖甲、地骨皮、柴胡、青蒿、归身、知母、乌梅。}

再诊：进前方咳嗽大减，所出之痰仍见青黄之色，身热虽轻，咽中苦痛，脉形弦细数。风邪未尽，中下两虚，制小前方之外，参入猪肤法，一治身热，一治咽痛。

柴前连梅煎合猪肤汤，加党参、花粉。

原注：此方治伤风不醒成劳，比秦艽鳖甲又进一层。其见证每以咳吐黄绿青痰为据。

○咳嗽时盛时衰，粉红痰后变为青黄，劳风之根也。

柴胡　前胡　乌梅　川连　薤白　童便　猪胆汁　猪脊筋

诒按：童便易秋石甚妙。

再诊：进劳风法，咳嗽大减，红痰亦无，但痰色尚带青黄，左关脉息，弦硬不和，肝胆留邪，容易犯肺、胃俞也，毋忽。

麦冬　沙参　淡芩　炙草　白芍　川贝　青黛　广皮

原注：此方极玲珑，先生用之每灵。大约风喜伤肝，风郁干肝，久而不出，必有青黄之痰，所谓劳风是也。

诒按：先生案中，治劳风一证，必用柴前连梅煎，自云法本《千金》，用之神效。查《千金方》所载劳风治法，及所叙病原，与此不同。即所用之柴前连梅煎，仅见于吴鹤皋《医方考》，《千金方》中并无此方，先生偶误记耳。

○右脉弦滑而数，滑为痰，弦为风，风郁为热，热郁为痰，阻之于肺，清肃不行，咳嗽自作。

金沸草　前胡　半夏　荆芥　甘草　赤苓　川芎　枳壳紫菀　杏仁　桑白皮　蒌皮　竹沥

原注：方中芎、枳二味，是升降法也。必有一团寒风化热，郁闭于肺，用芎之升、枳之降，以挑松其火。若火重者，不可用。有阴火者，更不可用，恐火升则血易动耳。

讱按：此金沸草散，去麻、芍，加芎、枳以挑动之，菀、杏以宣泄之，桑、蒌以清降之。细玩其加减，可识其心思之细密，用意之周到矣。案语亦简炼老洁。

○晨起咳嗽，劳倦伤脾，积湿生痰所致。久而不已，气喘畏风，金水因此而虚，补中寓化，一定章程。现在身热，口干，苔白，脉息细弦而紧，紧则为寒，寒风新感。必须先治新邪，权以疏化法。

香苏饮合二陈，加枳壳、桔梗、杏仁、通草。

又，接服方。

麦门冬汤合二陈，加旋覆、冬术、牛膝。

讱按：此即六君加麦冬、旋覆、牛膝也，恰合脾虚有湿痰，而伤及金水者之治。

○《内经》云：秋伤于湿，冬生咳嗽。喻氏改作秋伤于燥，冬生咳嗽。岂知初秋之湿，本从夏令而来，原为正气。若论其燥，则在中秋以后，其气亦为正令，二者相因，理所固然，势所必至。仲景早已立方，独被飞畴看破，今人之用功，不如古人远矣。

麦冬　半夏　甘草　玉竹　紫菀　泻白散

原注：此麦门冬汤也。先生以肺燥胃湿四字提之，故此案以"燥""湿"二字为言。

○去冬咳嗽，今春寒热，至秋令而咳嗽，或轻或重，惟喉痒则一。所谓火逆上气，咽喉不利，此等证是也。最易成劳，未可以脉未促，气未喘为足恃。

麦门冬汤合泻白散，加橘红、茯苓、甘草、玉竹。

再诊：内热已除，咳嗽亦减，气火之逆上者，渐有下降之意，静养为佳。

前方加枇杷叶。

原注：此病必有舌苔，而不夜咳，所以与四阴煎证有异。

〇肺经咳嗽，嗽则喘息有音，甚则吐血，血已止，咳未除，右寸脉息浮弦。弦者，痰饮也。良以饮食入胃，游溢精气，上输于脾，脾气散精，上归于肺。而肺气虚者，不能通调水道，下输膀胱，聚液为痰，积湿为饮，一俟诵读烦劳，咳而且嗽，自然作矣。补肺健脾，以绝生痰之源，以清贮痰之器。

麦门冬汤合异功散，加薏仁、百合。

原注：此曲曲写出痰饮之所由来。用二陈以化痰，佐以薏米。用麦冬以养肺，佐以百合。用白术以健脾，佐以党参。味味切当熨帖，看似寻常，实是功夫纯熟之候。

诒按：以上数案，均是麦门冬汤证，乃燥湿互用之法。

附录咳嗽证治括要

咳者，和谐声也。其音开口而出，仿佛"亥"字之音，故有声无痰为咳。嗽则如水之灌漱，然有物在喉，漾漾欲出，故从口从敕。后人遂以有痰为嗽，然则咳嗽之病，胡从生也？曰：病有万变，要不出内伤、外感两端。请先明外感，外感者，风、寒、暑、湿、燥、火六者尽之，论其常，则各主一时为病。论其变，则四时皆可以受六淫之邪。今则即风寒论，感风者，鼻塞身重，恶风清涕，此证也。左脉浮弦，此脉也。感寒者，恶寒体痛，发热脉紧，此寒之证与脉也。而风之中又有辨，春则为温风，肝木用事，受风者必伤肝。而又有中血、中气之别。

风伤卫，则参苏饮。风伤营，则芎苏饮。夏则为热风，伤心包，而亦有凉热之别。凉风，香薷饮。热风，鸡苏散。秋为凉风，伤肺，败毒散、金沸草散。冬为寒风，伤膀胱，桂枝厚朴杏仁汤、麻黄汤。倘冬时天热而感寒风，则当用葳蕤汤、阳旦汤，此冬温之邪也。惟秋分以后少暑湿，春夏无燥气。他如先伤风，而后伤热，为热包寒，葳蕤汤。肺素热而感寒风，为寒包热，金沸草散。一嗽而痰出稠黏者，脾湿胜，二陈之类。连嗽无痰者，肺燥甚，清燥救肺汤。此皆外感咳也。言风一端，而六气可类推矣。若夫内伤，大法惟痰饮、津伤两种，痰饮多阳虚，津伤多阴虚。其阳虚痰饮尚浅者，六安、二陈之类。有火者，温胆汤。夹阴虚者，金水六君煎。阳虚甚，兼夹痰火不可攻者，玉竹饮子、咸降法。喘者，降气汤、贞元饮，此阳虚痰饮一端也。他如阴虚者，阴火易于上升，胃气不清者，麦门冬汤。曾见血者，四阴煎。痰多而浓，无胃气者，六君子汤。痰少而嗌干，胃气未绝者，六味丸、都气丸、八仙长寿丸，此粗举内伤之一端也。此外又有劳风一门，咳吐浊涕青黄之痰，由劳碌伤风，恋而不化，最为难治。浅者，秦艽鳖甲。表虚汗多者，黄芪鳖甲。深则柴前连梅煎、千金法也，此皆劳风之治也。至于芎、枳二味，以治寒郁化火之咳，合二母以泻肺之母，泻白散以清泄肺脏，四物桔梗汤以引清血分，皆在所常用也。似此某证某方，条分缕析，须平日有格致功夫。试观先生临证之方，似乎夹杂，合之病人之证，则无一味可以增减。先生尝曰：吾门之病，如时文割截、隔章、隔节之题，他人无处下手，左支右拙。余能以心思灵空，贯串合凑一方，令病安稳。此无他，外感多与内伤同病，内伤每因外感而发。更遇杂药乱投之医，治丝而棼，愈难就绪。治此者，不能不兼采众方，就中另出一方，其立方之意，在案中宣露明白。噫！执此意，以寻先生之门径，思过半矣。

失血门

〇饮食入胃，游溢精气，上输于脾，脾气散精，上归于肺，通调水道，下输膀胱，水精四布，五经并行，合于四时五脏，阴阳揆度，以为常也。此乃饮归于肺，失其通调之用，饮食之饮，变而为痰饮之饮，痰饮之贮于肺也，已非一日。今当火令，又值天符相火加临，两火相烁，金病更甚于前。然则痰之或带血，或兼臭，鼻之或干无涕，口之或苦且燥，小水之不多，大便之血沫，何一非痰火为患乎？

旋覆花　桑皮　川贝　橘红　浮石　炙草　沙参　茯苓
麦冬　竹叶　丝瓜络

诒按：此证乃素有浊痰郁热，壅结熏蒸于内，再受时令火邪，熏灼肺胃所致。如此立论，似亦直捷了当，何必用饮食入胃，及天符相火，如许大议论耶？可参用苇茎汤。

再诊：接阅手书，知咳血、梦遗、畏火三者，更甚于前。因思天符之火行于夏时，可谓火之淫矣。即使肺金无病者，亦必暗受其伤，而况痰火久踞，肺金久伤，再受此外来之火，而欲其清肃下降也难矣。肺不下降，则不能生肾水，肾水不生，则相火上炎，此咳逆梦遗之所由来也。至于畏火一条，《内经》载在"阳明脉解篇"中，是肝火乘胃之故。法宜泻肝清火，不但咳血、梦遗、畏火等证之急者，可以速平，而且所患二便不通，亦可从此而愈。悬而拟之，未识效否。

鲜生地　蛤壳　青黛　桑皮　龙胆草　川贝　地骨皮　黑

栀　竹叶　大黄盐水炒

三诊：阳明中土，万物所归，现在肝经湿热之邪，大半归于阳明，以著顺乘之意，而逆克于肺者，犹未尽平。所以睡醒之余，每吐青黄绿痰，或带血点，其色非紫即红，右胁隐隐作痛，脉形滑数，独见肺胃两部，宜从此立方。

小生地　桑皮　羚羊角　阿胶　冬瓜子　薏米　蛤壳　川贝　杏仁　忍冬藤　青黛　功劳露　芦根　丝瓜络

原注：肝经久病，克于土者为顺乘，犯于肺者为逆克。

诒按：前方实做，不若此方之空灵活泼也。

四诊：痰即有形之火，火即无形之痰，痰色渐和，血点渐少，知痰火暗消，大可望其病愈。不料悲伤于内，暑加于外，内外交迫，肺金又伤，伤则未尽之痰火，攻逆经络，右偏隐隐作疼，旁及左胁，上及于肩，似乎病势有加无已。细思此病，暑从外来，悲自内生，七情外感，萃于一身，不得不用分头而治之法，庶一举而两得焉。

桑皮　骨皮　知母　川贝　阿胶　枳壳　金针菜　姜黄绿豆衣　藕汁　佛手

原注：痰带血点，鼻干口燥，小水不多，大便血沫，总属痰火为患，第一方用清金化痰不效。○第二方案加咳血、梦遗、畏火三证，归于肝火，一派清肝，略加养胃。○第三方从肺胃立方，略佐清肝之意。○第四方全以轻淡之笔，消暑化痰。

诒按：统观前后四案，议病用药，均能层层熨帖，面面周到，于此道中，自属老手。惟所长者，在乎周到稳实。而所短者，在乎空灵活泼。此则囿乎天分，非人力所能勉强矣。○第一方就病敷衍，毫无思路。○第二方清泄肝火，力量颇大。○第三、四方则用药空灵不滞，是深得香岩师心法者。

○咳嗽而见臭痰络血，或夜不得眠，或卧难着枕，大便干结，白苔满布，时轻时重，已病半年有余。所谓热在上焦者，因咳为肺痿是也。左寸脉数而小，正合脉数虚者为肺痿之训。而右关一部，不惟数疾，而且独大、独弦、独滑，阳明胃经必有湿生痰，痰生热，熏蒸于肺，母病及子，不独肺金自病，此所进之药，所以始效，而终不效也。夫肺病属虚，胃病属实，一身而兼此虚实两途之病，苟非按部就班，循循调治，必无向愈之期。

紫菀一钱　麦冬二钱　桑皮钱半　地骨皮钱半　阿胶一钱　薏仁五钱　忍冬藤一两　川贝钱半　蛤壳一两　橘红一钱　茯苓三钱　炙草三分

诒按：论病选药，俱极精到。此方亦从苇茎汤套出，可加芦根。

再诊：诸恙向安，右脉亦缓。药能应手，何其速也。再守之，观其动静。

前方加水飞青黛三分。

三诊：右关之大脉已除，弦滑未化，数之一字，与寸相同，湿、热、痰三者，尚有熏蒸之意，肺必难于自振。

前方加大生地蛤粉炒，三钱、沙参三钱、蜜陈皮一钱。

四诊：叠进张氏法，肺金熏蒸日轻一日，金性渐刚，颇为佳兆。然须振作，以著本来之清肃乃可。

前方去薏米，加麻仁。

五诊：夜来之咳嗽，尚未了了，必得肺胃渐通乃愈。

前方去蛤壳、茯苓，加川斛、百合。

六诊：肺虚则易招风，偶然咳嗽加剧，而今愈矣。脉数，右寸空大，阴气必虚，自当养阴为主。然阳明胃经湿热熏蒸之气，不能不兼理之。

前方去百合，加知母。

七诊：右脉小中带数，肺阴不足，肺热有余，其所以致此者，仍由胃中之湿热熏蒸也。

前方加丝瓜络、冬瓜仁、苇茎。

八诊：肺属金，金之母，土也。胃土湿热未清，上焦肺部焉得不受其熏蒸？所谓母病及子也。肺用在右，右胸当咳作疼。未便徒补，必使其清肃乃可。

前方加薏仁、杏仁。

九诊：来示已悉，因思动则生火，火刑于金则咳逆。火入于营则吐血。此十七日以后之病，失于清化，以致毛窍又开，风邪又感，咳嗽大作，欲呕清痰，血络重伤也。事难逆料，信然，悬拟以覆。

桑皮　地骨皮　杏仁　甘草　淡芩　茅根　知母　川贝　苇茎　忍冬藤

两剂后去淡芩，加麦冬、沙参、生地。

又，丸方。

大生地　白芍　丹皮　泽泻　沙参　茯苓　山药　麦冬　阿胶

用忍冬藤十斤，煮膏，蜜丸。

原注：此病道理，尽具于第一案中。先生平日所言，起手立定根脚，以下遂如破竹。大约此病拈定"胃火熏蒸"四字。方中得力，尤在忍冬藤一味。

○宿积黑血，从吐而出，胸之痞塞少和，肺之咳嗽略减，是瘀血也。从上出者为逆，究非善状。

瘀热汤旋、降、葱、苇、枇叶，参三七磨冲。

诒按：可加酒炙大黄炭数分，研末，冲服，以导血下行。

再诊：所瘀之血，从下而行，尚属顺证。因势导之，原是一定章程。

当归　丹参　桃仁　灵脂　蒲黄　茯神　远志

诒按：仍宜加牛膝、三七等导下之品。

○昨日所溢之血，盈盆成块而来，无怪乎其厥矣。幸得厥而即醒，夜半得寐，其气稍平。今日仍然上吐，脉来芤数，火升颧红，咳逆时作，大便不爽而黑。阳明胃腑必有伏热，防其再冒再厥。

犀角地黄汤加三七、牡蛎、龟板、枇杷露。

诒按：此与下条皆木火亢盛、阴血沸腾之证。

○久嗽失血，鲜而且多，脉数左弦，苔黄心嘈。金受火刑，木寡于畏，以致阳络被伤也，防冒。

犀角地黄汤加二母、侧柏叶。

另，归脾丸。

原注：吴鹤皋曰：心，火也。肺，金也。火为金之畏，心移热于肺乃咳嗽，甚则吐血面赤，名曰贼邪。是方也，犀角能解心热，生地能凉心血，丹皮、芍药性寒而酸，寒则胜热，酸则入肝，用之者以木能生火，故使二物入肝而泻肝，此拔本塞源之治。

○阳络频伤，胸前窒塞，咳逆不爽，舌红苔黄，脉形弦数。此系瘀血内阻，郁而为热，肺胃受伤，极易成损，慎之！

旋覆　猩绛　葱管　芦根　枇杷叶　忍冬藤　苏子　桑皮
川贝　知母　广郁金　参三七　竹油　地骨皮

原注：前五味名瘀热汤，是先生自制之方。治瘀血内阻、化火刑金而咳，不去其瘀，病终不愈，此为先生独得之秘。

诒按：合二母泻白以清肺，佐苏、郁、三七以通痹，立方周到之至。

○脘胁痞结作痛，形寒如疟，苔浊不纳，渴欲热饮，神情惫乏。此血络凝泣，湿邪附之欲化热，而未能透出也。

瘀热汤加香附、川连、归须、青皮、白芍、橘络。

○瘀血先阻于中，一经补味，胸中遂痞，紫黑之血，从此而来。

瘀热汤加郁金汁。

原注：此方大效。

诒按：再加三七磨冲，更妙。

虚损门

○痧子之后，咳嗽四月，颈旁疬串，咳甚则呕，纳少形瘦，肤热脉细。想是余邪内恋，阴分大虚，欲成损证也。

四物汤加香附、川贝、元参、牡蛎、麦冬、苏子一本作苏叶。

诒按：方中元参、牡蛎为项疬而设，无此证者可减也。

○温邪发痧之后，咳嗽失血，血止而咳嗽不减，所吐之痰，或黄或白，或稠或稀，舌质深红，其苔满白，喉痒嗌干，脉弦带数，渐作痧劳之象。

四物汤加紫苏、桑皮、骨皮、川贝、知母、前胡、淡芩。

原注：此痧后余邪留恋营分而成咳也。先生尝云：余自制两方，一为瘀热汤，一为此汤，尚未立名，以治痧后咳嗽极效。盖四物是血分引经之药，将温散化痰之品，纳入其中，引入营血中，散邪清热，每用必灵，此可悟用四物之法。

○咳嗽五月有余，黄昏为甚，肌肉暗削，肢体无力，容易伤风，或头胀，或溺黄。总由阴分下虚，浮火夹痰上扰所致。

四物桔梗汤四物加桔、柏加桑皮、地骨皮、川贝、知母、甘草、青黛、蛤壳、枇杷叶。

原注：此方之眼，在咳嗽黄昏为甚。毕竟风邪陷入阴分为剧，余目睹效者甚多。

诒按：此四物合泻白，加二母、蛤、黛法也。

○金能克木，木火太旺，反侮肺金，金脏尚受木克，则其吸取肾水，疏泄肾精，更属易易，此梦遗、咳嗽之所由作也。

天冬　生地　党参　黄柏　甘草　砂仁　白芍　龙胆草

原注：此三才封髓丹加白芍、龙胆也。其人面必黑瘦，有一团阴火炽甚，克肺伤肾，用之极效。

诒按：此方以清泄肝火为主，竟不兼用肺药，所谓治病必求其本也。

○子后咳嗽，天明而缓，脉形弦数，声音不扬。肝胆之火未清，金受其刑，水必暗亏也。

补肺阿胶汤合四阴煎、泻白散，加川贝、青黛、海浮石、橘红、竹茹。

诒按：此与前案，均属木火刑金之证。前方治肝而绝不及肺，想因咳势不甚，而下注遗泄之证却急，故用药如彼。此证则咳甚音低，肺金受损已深，故于清火之中偏重补肺。观乎此，而临证用药之权衡可识矣。

○咳嗽失血，音烁咽干，近来小有寒热，头痛喉疼，脉浮促而数。肺阴久伤，又兼燥气加临，补肺之中，当参以辛散。

补肺阿胶汤加桑叶、枇杷叶。

再诊：头痛咽疼已止，寒热亦轻，新受之燥邪，渐得清散。无如金水两虚、失血久嗽、音烁嗌干等证，仍如损象。即使静养，犹恐不及。

四阴煎合泻白散，加川贝、杏仁、阿胶、茯苓、石决明。

原注：此病肺脏已损，再受燥邪，小有寒热，头痛咽疼，是其的据。先用补肺阿胶汤，以其中有牛蒡、杏仁，加桑叶、枇杷叶，去其燥邪外证，后用四阴煎加味，以图其本。

○阳络频伤之后，咳嗽痰浓，内热嗌干，脉芤数，左关独弦。此肝火刑金，金气不清之候，容易成损，慎之！

四阴煎加二母、羚羊。

另，琼玉膏地、冬、参、蜜、沉香、珀。

原注：肝火刑金，于左关独弦见之，所以四阴更加羚羊。

○失血后，咳嗽梦遗，脉数，左关弦急。必有肝火在里，既犯肺金，又泄肾气也，久延势必成劳。

四阴煎加陈皮、川贝、海浮石、青黛、龙胆草、六味汤。

原注：肝火上下交征，故加龙胆以泄之。

诒按：六味汤想系转方增入者，但其中有萸肉之酸温，专补肝阳，尚宜酌用。

○失血久咳，阴分必虚，虚则不耐热蒸，食西瓜而稍退，脉数左弦，唇干苔白，色滞溺黄，加以咽痛，久而不愈。想是水不涵木，阴火上冲，胃气不清也。势欲成劳，早为静养，以冀气不加喘，脉不加促，庶几可图。

生地　白芍　茯苓　泽泻　丹皮　花粉　元参　甘草　猪肤　青蒿露　枇杷叶露

再诊：浊痰虽少，咳逆仍然，阴分之火上冲于肺。肺属金，金受火刑，水之生源绝矣。能不虑其脉促气喘乎？知命者，自能静以养之。

八仙长寿丸加元参、阿胶、陈皮、甘草、枇杷叶露。

三诊：咳嗽夜来，有或重或轻之象。想是阴火，静躁不同耳。

前方加洋参、龟板、杏仁。

四诊：所进饮食不化为津液，而变为痰涎，一俟水中火发，咳嗽作焉，权以化法。

玉竹饮子玉竹、苓、草、桔、橘、菀、贝、姜合麦门冬汤，加阿胶、百合、款冬。

原注：前两方，六味加减法也。脉数左弦，咽痛，水不涵木，阴火上冲。惟苔白二字，为胃气不清之证。此病头绪甚繁，方中一一还他的对之药。

诒按：此等证，本无必效之方，似此斟酌妥帖，即使难期必效，亦觉心苦为分明矣。

〇脉形细数，细属阴亏，数为有火，火上刑金，水即绝其生源，未可以咳嗽小恙目之。幸而气息未喘，脉象未促，如能静养，犹可以作完人。

生地　麦冬　沙参　石决明　地骨皮　桑皮　阿胶　枇杷叶露

诒按：此清滋金水两脏之平剂。但患阴虚，而不挟别项邪机者，可仿此调之。

下　卷

呕哕门

○上焦吐者，从乎气，气属阳，是阳气病也。胸为阳位，阳位之阳既病，则其阴分之阳，更属大虚，不言而喻，恐增喘汗。

吴萸　干姜　人参　川附　茯苓　半夏　木香　丁香　炙草　饴糟　食盐　陈皮

再诊：进温养法，四日不吐，今晨又作。想是阳气大虚，浊阴上泛，究属膈证之根，不能不虑其喘汗。

前方去干姜，加当归、生姜。

原注：阳气大虚，浊阴上泛，此病之枢纽也。吴茱萸汤补胃阳，佐以熟附、丁香，温之至矣，辅以二陈燥其痰，饴糟去其垢，更加炙草以和中，食盐以润下，用意极其周密。

○食则右胁下痛，痰自上升，升则得吐而安，右脉弦滑，左关坚急，寸部独小。此心气下郁于肝经，脾弱生痰为膈，放开怀抱，第一要义。

旋覆代赭汤去姜，加生於术、白芥子、炙草、广皮、竹油。

另，丸方。

六君子汤加当归、白芍、生地、苁蓉、沉香、白芥子，竹油、姜汁，泛丸。

原注：心气下郁，脾弱生痰。方中於术、干姜、二陈、竹油补脾化痰之药也，更有白芥子消膜外之痰，旋覆花开心气之结，赭石镇肝气之逆，用意层层都到。

○食则噎痛，吐去浊痰而止，胸前常闷，脉象弦滑，舌苔满白，肌肉瘦削之人，阴血本亏，今阳气又结，阴液与痰浊交阻上焦，是以胃脘狭窄也。久则防膈。

干姜　薤白　炙草　杵头糠　神曲　丁香　木香　熟地　白蔻仁　归身　白芍　沉香　牛黄　竹油

再诊：胸前所结之邪，原有化意。无如阴之亏，阳之结，尚与前日相等，非一两剂所能奏效。

干姜　薤白　炙草　茯苓　丁香　木香　陈皮　麻仁　旋覆花　代赭石　归身　白芍　杞子　牛黄　竹油

诒按：此气结痰阻之证，用药极周到。

○嗜酒中虚，湿热生痰，痰阻膈间，食下不舒，时欲上泛。年已甲外，营血内枯，气火交结，与痰相并，欲其不成膈也难矣。

七圣散加归身、白芍、薤白、代赭石、藕汁、红花。

原注：嗜酒者，必多湿热，须用竹茹、连、蔻。又易挟瘀，参入藕汁、红花、薤白辛而兼滑，又是一格，绝去温热刚燥之品。先生曰：惟善用温药者，不轻用温药。信然。

○向患偏枯于左，左属血，血主濡之。此偏枯者，既无血以濡经络，且无气以调营卫，营卫就枯，久病成膈。然一饮一食，所吐之中，更有浊痰紫血，此所谓病偏枯者，原从血痹而来，初非实在枯槁也。勉拟方。

每日服人乳两三次，间日服鹅血一二次。

诒按：偏枯已属难治，更加以膈，愈难措手矣。方只寥寥两味，而润液化瘀，通痹开结，面面都到。此非见理真切，而又达于通变者，不能有此切实灵动之方。愚意再增韭汁一味，似乎更觉亲切。

○脉形细涩，得食则噎，胸前隐隐作痛，瘀血内阻，胃络不通，此膈证之根。

归须　白芍　白蜜　芦根　瓦楞子醋煅　韭汁　人参　桃仁

诒按：此瘀血膈也，脉证均合，用药亦专注在此。

○瘀血挟痰，阻于胸膈，食则作痛，痛则呕吐，右脉涩数，惟左关独大且弦。是痰瘀之外，更有肝经之气火，从而和之为患，乃膈证重候，慎之！

归身　白芍　芦根　瓦楞子　红花　丝瓜络　橘络　竹油
白蜜

原注：以上三病，皆瘀膈也。第一证从偏枯中想出血痹，用人乳以润其枯燥，鹅血以动其瘀血。此证非特刚剂不受，并柔补之药亦不可投，万不得已而为此法，仍是润液化瘀之意，柔和得体。○第二证从胸前隐痛而知其瘀阻胃络，用桃仁、醋煅瓦楞子以化其瘀。此证血瘀液涸，无论干姜不可用，即薤白辛温通气，亦与此隔膜。然非辛不能通，计惟用濡润之韭汁以通之，蜜、芦、归、芍莫安营分，以其液涸也。此病不见痰，所以纯从濡润去瘀之法。○第三证见痰，所以瓦楞子、红花外，又加竹油一味。

○湿热生痰，阻于胃脘，得食则噎，噎甚则吐，此膈之根也。

半夏　陈皮　川连　竹茹　白蔻　生姜　鸡距子　枇杷叶

楂炭

原注：指为湿热，想因苔带黄色也。用七圣散者，中有橘皮竹茹汤，又有温胆汤，两方在内，更加枇杷叶泄肺，楂炭消瘀，鸡距子消酒积。总不外湿热二字，此犹是膈之浅者。

○食已即吐，脉弦苔白，便溏溺清，湿痰内胜，被肝经淫气所冲。

旋覆花　代赭石　陈皮　半夏　莱菔子　生姜　茯苓　雪羹汤

再诊：吐逆大减，胸前尚痞，嗳气不舒。

旋覆代赭汤、雪羹汤。

诒按：此证阴液未曾大亏，通阳开结，专理其痰，痰降而呕逆自减，尚非证之重者。

○咽中介介，如有炙脔，痰气交阻为患。

苏叶　半夏　川朴　茯苓　竹茹　陈皮　石决明　牛膝

原注：此咽膈也。痰结于肺，用四七汤以理其气，合温胆汤以化其痰，去枳实换牛膝者，欲其达下焦也。

○得食多哕，许氏法主之。

丁香　陈皮　川朴　半夏　茯苓　甘草　枇杷叶　茅根

原注：此枇杷叶散去香薷一味也。此另是一种暑邪，挟寒饮内停，或食瓜果，致中气不调而呕哕者，不当深求之里也。去香薷者，无表证也。

○食已即吐，本属胃病，宜用温通。然口虽干，苔反白，将吐之时，其味先酸。此必有肝火郁于胃腑，似与胃家本病有间。

左金丸合温胆汤、雪羹汤。

诒按：辨证精细，用药妥切。

湿病门

○脾阳不足，湿浊有余，少纳多胀，舌白脉迟。

茅术理中汤合四七汤。

诒按：此湿滞而兼气郁之证。

痹气门

○胸痛彻背，是名胸痹。痹者，胸阳不旷，痰浊有余也。此病不惟痰浊，且有瘀血，交阻膈间，所以得食梗痛，口燥不欲饮，便坚且黑，脉形细涩，昨日紫血，从上吐出，究非顺境，必得下行为妥。

全瓜蒌、薤白、旋覆花、桃仁、红花、瓦楞子、元明粉合二陈汤。

诒按：方法周到，不蔓不枝，拟加参三七磨冲。○胸痹证，前人无有指为瘀血者。如此证，纳食梗痛，乃瘀血阻于胃口，当归入噎膈证内论治矣。

○心痛彻背，是名胸痹。久而不化，适值燥气加临，更增咳嗽咽干，痰中带红，脉形细小，治之不易。

瓜蒌　薤白　枳壳　橘红　杏仁　桑叶　枇杷叶

诒按：既因燥气加临，痰红嗌干，似当参用清润，如喻氏法，拟加旋覆花、南沙参、麦冬、桑皮。

脘腹痛门

○心痛有九，痰、食、气居其三,三者交阻于胃，时痛时止，或重或轻，中脘拒按，饮食失常，痞闷难开，大便不通，病之常也。即有厥证，总不离乎痛极之时。兹乃反是，其厥也，不发于痛极之时，而每于小便之余，陡然而作，作则手足牵动，头项强直，口目歪斜，似有厥而不返之形。及其返也，时有短长，如是者三矣，此名痛厥。良以精夺于前，痛伤于后，龙雷之火，挟痰涎乘势上升，一身而兼痛、厥两病。右脉不畅，左脉太弦，盖弦则木乘土位而痛，又挟阴火上冲而厥。必当平木为主，兼理中下次之。盖恐厥之愈发愈勤，痛之不肯全平耳。

川椒七粒　乌梅三分　青盐一分　龙齿三钱　楂炭三钱　神曲三钱　莱菔子三钱　延胡钱半　川楝子钱半　青皮七分　橘叶一钱　竹油一两

诒按：厥发于小解之时，其厥之关于肾气可知矣。用药似宜兼顾。○立方选药熨帖周到。

再诊：据述厥已全平，痛犹未止，便黑溺黄，右脉反弦，想诸邪都合于胃也。胃为腑，以通为补，悬拟方。

芍药　青皮　陈皮　黑栀　川贝　丹皮　楂肉　竹油　莱菔子　青盐　延胡

诒按：诸邪都合于胃，从右脉之弦看出，是病机紧要处。

三诊：痛厥已平，尚有背部隐疼之候，腰部亦疼，气逆咳呛，脉形细数。想肝肾阴虚，气滞火升，肺俞络脉，因之俱受其伤也。

四物汤、旋覆花汤、二母、雪羹汤。

四诊：腰脊尚疼，咳嗽不止，苔白底红，脉形弦细，是阴虚而挟湿热也。

豆卷　蒺藜　黑栀　川芎　归身　麦冬　沙参　甘草　雪羹汤　半夏

原注：此素有痰积，又肾虚，而相火上冲于胃，胃中痰饮，阻滞窍隧，病厥见焉。第一方，用泄肝和胃法，以化其阻滞，合金铃子散以清肝火，加楂曲以消食，蒌子、竹油以化痰。○厥平而痛未愈，故第二方用景岳化肝煎，以代金铃子散，兼以化痰。○第三方通其络。○第四方仿白蒺藜丸，专于治痰。

诒按：此证得力，全在前两方，疏肝化痰，丝丝入扣。

○脾气素虚，湿郁难化，而木之郁于内者，更不能伸，所以酸水酸味，虽有减时，而灰白之苔，终无化日，无怪乎脉小左弦，脘胁胀痛也。此臌胀之根，毋忽。

附子理中汤合二陈汤，加川朴、香附、川芎、神曲。

诒按：似可参用柴、芍辈，于土中泄木。

○病分气血，不病于气，即病于血，然气血亦有同病者。即如此病，胃脘当心而痛，起于受饥，得食则缓，岂非气分病乎？如独气分为病，理其气，即可向安。而此痛虽得食而缓，午后则剧，黄昏则甚，属在阳中之阴、阴中之阴之候，其为血病无疑。况但头汗出，便下紫色，脉形弦细而数，更属血病见证。但此血，又非气虚不能摄血之血，乃痛后所瘀者，瘀则宜消，虚则宜补，消补兼施，庶几各得其所。

治中汤合失笑散。

另，红花、元明粉为末，和匀，每痛时服二钱。

原注：分明两病，一是脾虚，气分不能畅达而痛，得食则

缓，宜补可知。然人每疑痛无补法者，以痛必有痰气凝滞也。先生用理中以补脾，即加青皮、陈皮以通气。至便紫，脉弦数，肝家之血，必有瘀于胃脘者，此时不去其有形之瘀滞，痛必不除，病根不拔也。此种病，世医不能治，往往以为痼疾，不知不去瘀则补无力，徒去瘀则脾胃更伤。先生则双管齐下，立案清澈，度尽金针，非名家恶能如是？

〇胃脘当心而痛，少腹气升，呕吐酸苦痰涎，脉形弦数。显系寒热错杂之邪，郁于中焦，肝属木，木乘土位，所有积饮从此冲逆而上。病已年余，当以和法。

附子理中汤加川连_{姜汁炒}、川椒、黄柏、归身、细辛、半夏、桂枝、乌梅肉。

原注：此连理汤合乌梅丸。吐涎酸苦，是胃中错杂之邪，用姜、连、半夏以化之，逆冲而上之肝气，用乌梅法以和之。

诒按：半夏反附子，在古方多有同用者，然可避则避之，亦不必故犯也。

〇胃脘当心而痛，脉形弦数，舌绛苔黄，口干苦，小便赤。一派火热之象，气从少腹上冲于心，岂非上升之气自肝而出，中挟相火乎？

化肝煎_{芍、青、栀、泽、丹、陈、贝}

〇脘痛下及于脐，旁及于胁，口干心悸，便栗溺黄，脉弦而数，此郁气化火也。

化肝煎合雪羹。

原注：此景岳化肝煎也，必肝有实火者可用，口干，脉数，溺黄，是其的证也。

〇中焦失治为痛，以治中汤为法，是正治也。不知中焦属土，土既虚，不能升木，木即郁于土中，亦能作痛，以逍遥散佐之，更属相宜。

治中汤、逍遥散、雪羹。

诒按：此木郁土中之病，立方妥帖易施。

〇瘀血腹痛，法宜消化。然为日已久，脾营暗伤，又当兼补脾阴为安。

归脾汤去芪、术，加丹参、延胡。

诒按：此病用补，是专在痛久上着眼。

〇当脐胀痛，按之则轻，得食则减，脉形细小而数，舌上之苔，左黄右剥，其质深红，中虚伏热使然。

治中汤加川连、雪羹。

诒按：此等证不多见，立方亦甚难，须看其用药的当处。

〇少腹久痛未痊，手足挛急而疼，舌苔灰浊，面色不华，脉象弦急。此寒湿与痰内壅于肝经，而外攻于经络也。现在四肢厥冷，宜以当归四逆汤加减。

当归小茴香炒　白芍肉桂炒　木通　半夏　苡仁　防风　茯苓橘红

诒按：寒湿入于肝经，病与疝气相似，治法亦同。

再诊：少腹之痛已止，惟手冷挛急未愈，专理上焦。

蠲痹汤防、羌、姜黄、归、芪、草、赤芍去防，合指迷茯苓丸。

〇少腹作痛，甚则呕吐，脉右弦左紧，俱兼数，舌苔浊腻，口中干苦，头胀溺赤。此湿热之邪，内犯肝经，挟痰浊上升所致。泄之化之，得无厥逆之虞为幸。

旋覆花汤、三子养亲汤苏子、白芥子、莱菔子、金铃子散。

另，乌梅丸。

诒按：旋覆、金铃以止痛，三子以除痰，更用乌梅丸以泄肝，所以面面都到也。

再诊：呕吐已减，白苔稍化，头胀身热亦缓。惟腹之作痛，便之下利，脉之紧数，以及口中之干苦，小水之短赤，尚不肯平。肝经寒热错杂之邪，又挟食滞痰浊为患也，仍宜小心。

葛根黄芩黄连汤加延胡、楂炭、赤苓、陈皮、莱菔子。

另，乌梅丸。

诒按：想因下利较甚，故用药如此转换。

三诊：余邪流入下焦，少腹气坠于肛门，大便泄，小便短，舌苔未净，更兼痔痛。

四苓散合四逆散，加黄芩、黄柏、木香。

诒按：至此而内伏之湿热从两便而外泄矣。

○肝脉布于两胁，抵于少腹，同时作痛，肝病无疑。肝旺必乘脾土，土中之痰浊湿热，从而和之为患，势所必然。

逍遥散柴、荷、苓、术、归、芍、草，加栀、丹合化肝煎。

诒按：此治肝气胁痛，诚然合剂。案所云湿热痰浊，虽能兼顾，嫌未着力。

○气结于左，自下而盘之于上，胀而且疼，发则有形，解则无迹，甚则脉形弦数，口舌干燥，更属气有余、便是火之见证，急须化肝。

化肝煎。

诒按：凡肝气上逆者，多挟木火为病，故化肝煎为要方。

○中脘属胃，两胁属肝，痛在于此，忽来忽去，肝胃之气滞显然。已历二十余年，愈发愈虚，愈虚愈痛，气分固滞，血亦因之干涩也。推气为主，逍遥佐之。

肉桂　枳壳　片姜黄　延胡　炙草　逍遥散

再诊：病势不增不减，诊得左脉细涩，右部小弱。气血久虚，致使营卫失流行之象，非大建其中不可。

肉桂　归身　白芍　川椒　饴糖　干姜　陈皮　炙草　砂仁

原注：前方严氏推气散也。先生谓左胁作痛是肝火，用抑青即左金以泻心平木。右胁作痛是痰气，用推气法以理气化痰。〇按：姜黄入脾，能治血中之气。蓬术入肝，能治气中之血。郁金入心，专治心胞之血。三物形状相近，而功用各有所宜。

诒按：久病中虚，故转方用大建中法。

〇腹左气攻胀痛，上至于脘，下及少腹，久而不愈，疝瘕之累也。痛极之时，手足厥冷，呕逆，当从肝治。

当归四逆汤归、桂、芍、草、辛、通、姜、枣合二陈汤、吴仙散吴萸、茯苓。

诒按：病偏于左，更加支厥，此肝病确据也。

再诊：痛势已缓，尚有时上时下之形，邪未尽也。

吴仙散合良附散、二陈汤，去甘草，加当归小茴香炒、白芍肉桂炒。

疝气门

〇狐疝，卧则入腹，立则出也。

补中益气汤。

另，《金匮》肾气丸合小安肾丸香附、川乌、茴香、椒目、川楝、熟地。

原注：疝气一证，论其本，未有不由气虚而湿浊随之下陷者，故以补中益气汤为主方，俾脾之清气得以上升，则小肠膀胱之浊气自然下降。又有挟劳倦外感而发者，方中柴胡借用亦妙，寒加温药。湿火甚，加知、柏。

诒按：此因下坠过甚，故用补中以升清气，其实亦非治疝正法也。

〇脾宜升，主健。胃宜降，主和。此病气升而呕，胃不降也。疝气下坠，脾不升也。而所以升降不调者，由脾虚下陷，湿痰中结，而冲逆于胃脘也。理其中阳，则上下自调。

六君子汤加干姜、青皮、小茴香、萆薢、九香虫。

诒按：此因呕吐有上逆之势，故不用补中，而变法治之。

又按：此证若用乌梅丸，则上下均在治中，缘痛、呕、疝气，均由肝病故也。

再诊：治中胃痛已和，疝气仍然下坠。拟于补脾之外，佐以补肾，使其火土合德，则阳旺于中，而生气勃然，不升自升矣。

香砂六君丸合《金匮》肾气丸。

诒按：此证从肝经着意，似较灵动，专补脾肾，犹恐涉于呆实。

〇狐疝，原属肝经之湿，随气下陷，脾阳必衰。而今夏多食冷物，阳气又被所遏，苔白不干，指冷脉小，右睾丸胀大，当以温散。

大顺散干姜、肉桂、杏仁、甘草加当归、木香、荔枝核。

诒按：此因生冷伤中，故用大顺，亦非治疝正法。

瘕癖门

〇寒气客于肠外，与血沫相搏，脐下结瘕，胀大下坠，不时作痛，痛则气升自汗，脉形弦涩，此为鼓胀之根，毋忽。

吴萸　茯苓　当归　川楝子　橘红　乌药　香附　楂肉

诒按：即因于寒，似可再加温通之品。既与血沫相搏，似宜兼和营血。

〇瘕聚脘中，久而不化，变为攻痛升逆，妨食便坚，理之不易。

川楝子　延胡　当归　白芍　陈皮　鳖甲　红花　血余　茯苓　牛膝　丹皮

诒按：此病之偏于血分者，故方中兼用疏瘀之品，特所叙病情尚无瘀血的据。

〇最虚之处，便是容邪之处。肝络本虚，隐癖久踞，中宫又弱，隐癖潜入其间。欲治此病，培补肝脾为主，和化次之。

归芍六君子汤加鸡内金。

另，小温中丸。

诒按：此亦虚实兼治之法，然而收效甚难。

〇脉来细而附骨者，积也。已经半载，不过气行作响而已。而其偏于胁下者，牢不可破，是寒食挟痰，阻结于气分也。此等见证，每为胀病之根。

理中汤加神曲、茯苓、半夏、陈皮、麦芽、旋覆花、枳壳、归身。

再诊：胁下隐癖牢不可破，其气或逆或攻，必温化以绝胀病之根。

理中汤合二陈汤，加川朴、枳壳、神曲、竹油、旋覆花、白芥子。

诒按：议论则见微知著，用药则思患豫防，此为高识。

〇食入而痛，是有积也。积非一端，就脉弦数，二便黄热，干咳不爽，面黄苔白言之，必有湿热痰食，互相阻滞，经年累月，无路可出，无力以消。

茅术　川芎　楂炭　神曲　川贝　山栀　赤苓　枇杷叶露

杏仁

诒按：此越鞠丸加味也。愚意再加白芍、枳实。

〇寒热后，脘左隐癖作疼，脉形弦细，舌苔浊厚。湿热痰食交相为患。

二陈汤去甘草，合鸡金散砂、沉、陈、鸡香圆，加苏梗、楂肉、青皮。

诒按：此尚是初起实证，故用攻消法取效，立方亦极平稳。

再诊：脘左之隐癖渐消，舌上之浊苔渐化，仍宗前法，参入补脾之品。

前方去苏梗，加於术、炙草。

另服水泛资生丸。

〇隐癖踞于胁下，肝经病也。

化肝煎。

诒按：此亦初起之病，想由肝郁而起，故专从泄肝立法，但恐药轻不能奏效耳。

原注：前证湿热居多，此证肝火为重，相机而治，各有条理。

〇疟久，邪深入络，结为疟母。疟母在左，自下攻逆，加以右胁结癖，上下升降俱窒，无怪乎中宫渐满，理之不易。

鸡金散加枳壳、姜黄、白芥子、竹油。

另，鳖甲煎丸。

原注：左属血属肝，疟邪滞于血中，主以鳖甲煎丸。右属气属胃，或痰或食，主以鸡金推气，加竹油、白芥子。

诒按：此两层兼治之法。

肿胀门

○营血本亏，肝火本旺，责在先天。乃后天脾气不健，肝木乘之，所进饮食，生痰生湿，贮之于胃，尚可从呕而出，相安无事。迟之又久，渗入膜外，气道不清，胀乃作焉。脾为生痰之源，胃为贮痰之器。若非运化中宫，兼透膜外，则病势有加无已，成为臌病，亦属易易。夫脾统血，肝藏血，病久血更衰少，不得不佐以和养。古人之燥湿互用，正为此等证设也。

归芍六君子汤去参、草，加白芥子、莱菔子、车前子、川朴、苏子、腹皮、竹油、雪羹。

诒按：用药虚实兼到，亲切不浮。

○诸腹胀大，皆属于热。诸湿肿满，皆属于脾。脾经湿热，交阻于中，先满后见肿胀，肤热微汗，口渴面红，理之不易。

防己　茯苓　石膏　腹皮　陈皮

再诊：湿热满三焦，每多肿胀之患。如邪势偏于下焦，小便必少，前人之质重开下者，原为此等证而设。然此病已久，尚盛于中、上二焦，胡以中、上两焦法施之？诸恙不减，或者病重药轻之故，将前方制大其剂。

竹叶　石膏　鲜生地　麦冬　知母　半夏　五皮饮

原注：此十二岁女子，腹暴胀大，面跗俱肿，面红口渴，小便黄，此证属热，所见甚少。

诒按：此等方治胀病，非有卓见者不能存之，为临证者增一见解。

○脘腹膨胀，二便失调，经络酸痛，四肢无力，脉形弦细，舌苔白腻而厚。此湿邪内郁，当用苦辛宣泄。

茅术　川芎　香附　黑栀　神曲　腹皮　川朴　赤苓　泽泻　蒌皮

诒按：此亦湿郁而化热者，故兼用栀、蒌清泄之品。

再诊：诸恙向安，肢体无力，健脾为主。

香砂六君子汤。

原注：此越鞠改方，而加胃苓之半。本方治湿郁，其眼在舌苔白腻而厚，在所必效。余每借以治黄疸亦效，挟痰头项痛亦效。

〇脾主湿，湿因脾虚而郁，郁蒸为热，所以隐癖，僭逆中宫。大腹胀满，纳少便溏，面黄溺赤，咳嗽，身热时作，脉息弦细，极易成臌。

越鞠丸附、苍、芎、曲、栀、鸡金散加赤苓、青蒿、黄芩、川朴。

原注：此越鞠证而兼隐癖。湿化热者，故合鸡金消癖，芩、蒿化热。

原注：以上越鞠丸证。大约越鞠治无形湿热之痞，从泻心化出，鸡金治有形食积之癖。从陷胸化出，且如脘痛门中，郁痰作痛，脉数多渴者，用清中蠲痛汤山栀姜汁炒，干姜、川芎童便炒，黄连姜汁炒，苍术童便浸，切，麻油炒，香附醋炒，神曲姜汁炒，橘红、姜、枣，治中脘火郁作痛，发即寒热。中以寒热为主，即越鞠加姜、连、橘、枣，可知此方治气、火、湿、食、血、五者之郁，信极妙矣。说者以栀主火，术主湿，香附主气，芎主血，曲主食，分为五郁，似可不必，正如五音必合奏而始和也。

〇大腹胀满，已经四十余日，近来气更急促，足跗浮肿，溺黄口干，脉形弦数。湿热之邪因气而阻，因食而剧，理之不易。

廓清饮廓清饮，用芥、陈、朴、枳、泽、茯苓，同大腹、菔子生研，壅滞通，气逆胀满均堪服去芥、枳，加黑栀、猪苓、苏梗、川连、香附。

原注：温药留手处，在"口干溺黄"四字。

〇脾虚则湿热内郁为臌，从去郁陈莝例治之。

廓清饮去芥，加苏叶、香附、冬术。

另，小温中丸朝暮各钱半。

诒按：腹满由于脾之不运，其所以不能运者，痰也，湿也，浊也，气也，瘀也。故方中多用疏气化痰、清利湿热之品。

〇大腹主脾，腹大而至脐突，属脾无疑。然胀无虚日，痛又间作，舌苔薄白，脉息沉弦，见于经期落后之体，显系血虚不能敛气，气郁于中，寒加于外，而脾经之湿，因而不消。

逍遥散合鸡金散，加香附。

诒按：沉弦与沉细不同，沉细色萎，则理中证。此证拈住"郁"字，故用逍遥。

〇单腹胀，脾气固虚，久则肾气亦虚，大便溏者，气更散而不收矣。所用之药，比之寻常温补脾肾者，当更进一层。然用之已晚，惜乎！

附桂理中汤加肉果、当归、牡蛎、木瓜、茯苓、生脉散。

诒按：案云较之寻常温补，更进一层。观方中所加肉果、当归，是启峻法也。

〇大腹胀满，便溏，舌苔冷白干，喜热饮，肤热脉数。脾阳大虚，无力运化湿浊而成臌也，理之棘手。

附桂治中汤加木瓜、草果、当归。

再诊：进温补四剂，腹胀渐和，其邪从下焦而泄，所以大便作泻。然肤热未退，小便未长，干欲热饮，胃不思谷，白苔已薄，舌质转红，中阳稍振，湿热未清。

理苓汤。

原注：舌苔冷白，是桂、附把柄。四剂而能便泄，邪从下出，中阳尚好，脾气尚未衰尽。更以舌质转红，知湿热壅甚，所以转方减去附、桂，参、术已足扶脾，外加四苓，驱湿而已。

〇大便作泻，小水又长，肝、脾、肾三经，即有阴邪亦可从此而消，何以隐癖尚踞于中，腹胀不和，是阳虚也。

四君子汤加黄芪、当归、桂枝、附子、陈皮、肉果、沉香、干姜、牡蛎、鳖甲、鸡内金。

原注：此启峻汤也。附子理中加黄芪、当归、肉果，比附子理中更进一层。

〇太阴腹满，寒湿有余，真阳不足，脉弦，下体不温，干不欲饮，妨食气短，其势颇险，拟以温通化湿法。

附子茅术治中汤加川朴、半夏。

诒按：此亦通补兼施之法。

〇温补元阳，浮肿胀满，有增无减，阳之衰也极矣。脐平脉迟之候，非温不可，非补亦不可。然温补亦不见长，盖下泄者，肾更伤耳。

附子理中汤合四神丸、来复丹。

诒按：此法较肾气丸更进一层。

〇太阴腹满，寒湿使然，阳若不旺，势必成臌。

附子理中汤加川朴、大腹皮、泽泻、猪苓。

诒按：此脾阳不振、寒湿停滞之证，故用温化法。

〇中满者，泻之于内，其始非不遽消，其后攻之不消矣。其后再攻之，如铁石矣。此病虽不至如铁石，而正气久伤，终非易事也。

治中汤、五苓散。

原注：以上皆理中加减法也。因记当年侍先生时，问理中之变换如何？曰：理中是足太阴极妙之方，如以中宫之阳气不舒，用干姜者，取其散。少腹之阳气下陷，用炮姜者，取其守。其变换在大便之溏与不溏。湿甚而无汗者，用茅术。湿轻而中虚者，用冬术。其变换在舌苔之浊与不浊。此本方之变换也。设脾家当用理中，而胃家有火，则古人早定连理一方矣。设气机窒滞，古人早定治中一方矣。设脾家当用理中，而其人真阴亏者，景岳早有理阴煎矣。其肾中真阳衰者，加附子固然矣。其衰之甚者，古人又有启峻一方矣。此外加木瓜，则名和中，必兼肝病。加枳实、茯苓，治胃虚挟食。古人成方，苟能方方如此用法，何患不成名医哉？因附录之，以为用理中之法。

〇诸湿肿满，皆属于脾。因劳倦所伤，内湿与外湿合而为一，郁于土中，致太阴之气化不行。治病必求其本，先以实脾法。

川附　於术　茯苓　陈皮　草果　大腹皮　乌药　木瓜
泽泻

讱按：案云实脾，而方中仍属温通之品，此非实脾正法也。

〇初起痞满，继增腹胀，脐突筋露，足跗浮肿，大便溏泄。此湿热内壅，中虚不化，势从下走也。用药最为棘手，且从口苦舌红、小便短赤立方。

桂心　茯苓　猪苓　白术　泽泻　石膏　寒水石　滑石

讱按：此河间甘露饮也。用五苓以降湿，三石以清热。

〇咳而腹满，经所谓三焦咳也。苔黄干苦，卧难着枕，肢冷阳缩，股痛囊肿，便溏溺短。种种见证，都属风邪湿热满布三焦，无路可出，是实证也。未可与虚满者同日而语。

桑皮　骨皮　苓皮　蒌皮　大腹皮　姜皮　防己　杏仁

苏子　葶苈子　车前子

诒按：湿热壅盛，脾不输运，肺不肃降，故立方专用疏化，仿五皮五子法。

〇中阳不足，寒湿有余，脘痞纳少，舌白便溏，脉细小。法当温化，即平为妙。

茅术理苓汤加大腹皮、鸡内金、葛花、川朴。

再诊：温化不足以消胀满，阳之虚也甚矣，重其制以济之。

茅术钱半　川附钱半　干姜钱半　党参三钱　肉桂七分　防风二钱　茯苓三钱　五加皮三钱　陈皮一钱

三诊：诸恙向安，仍守前法，以祛留湿。

川附一钱　桂枝一钱　党参三钱　生於术钱半　干姜四分　茯苓钱半

诒按：茅术改於术，想重浊之白苔已化也。〇此证纯以温化得效，所谓阳运则湿自化也。

〇隐癖日久，散而为臌，所以左胁有形作痛，大腹渐满，便出红色垢积。更兼脘中因食而痛，久吐痰涎带瘀。元气益虚，竟有不克支持之象。收散两难，洵属棘手。

香橼皮　人中白　桃仁泥　鸡内金　炙鳖甲　射干　牡蛎川贝母　陈皮　砂仁　雪羹

诒按：《别录》谓射干治老血作痛。

再诊：大便之红积已除，胃中之痰涎仍泛，大腹之胀满如此，何堪磨耐。

前方去陈、贝，加瓦楞子、延胡、丹参、鲜藕。

原注：此癖散成臌，上下见血，分明有瘀，消瘀消癖，一定之理。无如此证元气大亏，不任攻消，又不可补，乃组织此化瘀化癖，不甚克伐之方。病虽减半，究属难痊。

○素有隐癖，肝脾之不调可知。去年血痢于下，痞结于中，久未向愈，大腹胀满，溺赤舌黄，脉形弦细而数。湿热内聚，脾虚无力以消，极易成臌，毋忽。

归芍异功散加川连、川朴、木香。

另，枳实消痞丸、小温中丸。

诒按：立方稳实，惟归芍异功似嫌补多消少。

○胀者，皆在脏腑之外。此病之胀，不从腹起，自足跗先肿，而后至腹，是由下以及上。因脾虚不能运湿，湿趋于下，尚在本经。肿胀及中，又属犯本也。肿胀之处，按之如石，阳气大伤，理之棘手。

附桂治中汤加肉果、当归、防己、牛膝。

另，肾气丸。

诒按：方中防己外，无治湿之品，据证情论，似当兼参渗利。

○隐癖僭逆中宫，脐虽未突，青筋渐露，势欲散而为臌。况大便时溏时结，脾气久虚，更属棘手，拟以攻补兼施法。

枳实消痞丸枳、连、朴、术、夏、苓、参、姜、麦芽、草加鸡内金、当归、鳖甲、白芍、牡蛎。

诒按：此已成胀病矣。而中宫先虚，又难攻克。此等证最费经营，而又最难得效。

头痛门

○头痛，取少阳、阳明主治，是为正法。即有前后之别，不过分手足而已。

石膏　竹叶　生地　知母　甘菊　丹皮　黑栀　橘红　赤

芩　桑叶　蔓荆子　天麻

诒按：此头痛之偏于风火者，故用药专重清泄一面。

〇脉弦数大，苔厚中黄，头痛及旁。阳明湿热，挟胆经风阳上逆也。

大川芎汤川芎、天麻合茶酒调散芷、草、羌、荆、芎、辛、防、薄，二陈汤加首乌、归身、白芍。

诒按：此亦少阳、阳明两经之病。但风阳既已上逆，似当参用清熄之意，乃合芎、辛、羌、芷，未免偏于升动矣。

〇高巅之上，惟风可到，到则百会肿疼且热。良以阴虚之体，阴中阳气每易随之上越耳。

生地　归身　白芍　羚羊角　石决明　煨天麻　甘菊　黑栀　丹皮　刺蒺藜

诒按：此阴虚而风阳上越者，故用药以滋熄为主。

肢体痛门

〇肝居人左，左胁不时攻痛，甚则厥逆，左关沉小带弦，是肝气郁而不升也。右脉弦滑，舌苔薄白，喜饮热汤，又有湿痰内阻，当兼治之。

推气散合二陈汤。

诒按：用推气散以疏肝郁，合二陈汤以治湿痰，竟如两扇题作法。

〇脉沉弦滑，腿骱刺痛，腰部酸疼，背脊作响，诸节亦然，舌苔白浊。风、湿、痰三者，着于肝肾之络也。

肝着汤合肾着汤苓、术、姜、草、桂枝汤。

诒按：此证病在于络，当从经络着意。

遗精门

〇肾者主蛰，封藏之本，精之处也。精之所以能安其处者，全在肾气充足，封藏乃不失其职。虚者反是，增出胫酸体倦、口苦耳鸣、便坚等证，亦势所必然。然左尺之脉浮而不静，固由肾气下虚。而关部独弦、独大、独数，舌苔黄燥，厥阴肝脏又有湿热，助其相火，火动乎中，必摇其精，所谓肝主疏泄也。虚则补之，未始不美，而实则泻之，亦此证最要之义。

天冬　生地　党参　黄柏　炙草　砂仁　龙胆草　山栀
柴胡

诒按：此三才封髓丹加胆、栀、柴胡，方与案若合符节。

再诊：大便畅行，口中干苦亦愈，左关之脉大者亦小。惟弦数仍然，尺亦未静，可以前方增损。

三才封髓丹加茯神、龙胆草、柏子仁。

三诊：久积之湿热，下从大便而泄。然久病之体，脾肾元气内亏，又不宜再泻，当以守中法。

异功散加白芍、荷叶蒂、秫米。

四诊：大便已和，脉形弦数，数为有火，弦主乎肝。肝经既有伏火，不但顺乘阳明，而且容易摇精。精虽四日未动，究须小心。

三才封髓丹加陈皮、白芍。

另，猪肚丸苦参、白术、牡蛎、猪肚。

原注：此证拈定左关独大、独弦、独数，所以重用胆草、黑栀，直折其肝家郁火，俾湿热之邪从大便而出。

〇金本制木，今木火太旺，反侮肺金，肺金尚受其克，则其吸取肾水，疏泄肾精，更属易易，此梦泄咳嗽之所由来也。

三才封髓丹加白芍、龙胆草。

再诊：接来札，知所言梦遗者，有梦而遗者也，比之无梦者，大有分别。无梦为虚，有梦为实。就左脉弦数而论，弦主肝，数主热，热伏肝家，动而不静，势必摇精。盖肾之封藏不固，由肝之疏泄太过耳。

三才封髓丹加牡蛎、龙胆草、青盐。

三诊：叠进封髓秘元，而仍不主蛰。细诊脉息，左关独见沉弦且数，肝经之疏泄显然。

草薢分清饮菖、薢、草、乌药、益智、青盐去菖，合三才封髓丹，加龙胆草。

四诊：病已大减，仍守前法。

前方加白芍。

原注：病得草薢、瞿麦而大减，是湿重于火也。

诒按：首案遗泄咳嗽并提，方凡四易，而未曾有一味顾及咳嗽，想以肝火为本，治其本而标病可置之耳。

○梦中遗泄，久而无梦亦遗，加以溺后漏精，近日无精，而小水之淋漓而下者，亦如漏精之状。始而气虚不能摄精，继而精虚不能化气。

三才封髓丹加蛤粉、芡实、金樱子。

诒按：此肾中精气两损之证，再合肾气聚精等法，较似精密。

○曾经失血，现在遗精，精血暗伤，当脐之动气攻筑，漫无愈期，肢体从此脱力，语言从此轻微，饮食从此减少，无怪乎脉息芤而无神也。病情如此，虚已甚矣。而舌苔腻浊，中宫又有湿邪，治须兼理。

杞子　熟地　芡实　楂炭　石莲子　当归　茯苓　金樱子

莲须

另，清暑益气汤去术、泻、草。

原注：此九龙丹也，吴鹤皋云主治精浊。

再诊：前方小效，小变其制。

九龙丹加於术、半夏、茯苓、陈皮、五倍子。

煎送威喜丸。

诒按：阴虚而挟湿邪，最难用药，须看其两面照顾处。

○白浊久而不痊，以致肾失封藏，梦遗更甚，少寐少纳，面痿脉少。

九龙丹合天王补心丹。

另，猪肚丸。

原注：膏淋，有便浊、精浊两种。便浊，是胃中湿热渗入膀胱，与肾绝无相干。精浊，牵丝黏腻，不溺亦有，是肾虚淫火易动，精离其位，渐渍而出。治宜滋肾清心，健脾固脱。○九龙丹方中杞、地、归滋阴以制阳，樱、莲、芡涩以固脱，石莲子苦寒清心，心清则火不炽，白茯苓甘平益土，以制肾邪，尤妙在山楂一味，能消阴分之障。○前一案，气虚挟湿热，故合清暑益气。后一案，心火挟湿热，故合补心、猪肚。

○气虚不能摄精，精虚不能化气，所进饮食，徒增痰湿。

六君子汤加菟丝饼、炮姜炭、韭菜子。

原注：纯从脾脏气虚立案。

诒按：案语简洁老当，方亦周到。

小便门

○阴虚之体，心火下郁于小肠，传入膀胱之腑，尿中带血，时作时止，左脉沉数，小水不利。

生地　木通　甘草　竹叶　火府丹

另，大补阴丸。

诒按：此用导赤散合火府丹，以清心火，即用大补阴丸以滋阴，虚实兼到。

○经曰：胞移热于膀胱，则癃溺血。又曰：水液浑浊，皆属于热。又曰：小肠有热者，其人必痔。具此三病于一身，若不以凉血之品急清其热，迁延日久，必有性命之忧。

导赤散合火府丹，加灯心。

又，丸方。

固本丸合大补阴丸、猪脊髓丸，加萆薢。

诒按：火甚者阴必伤，火清之后，随进丸药，以滋其阴。

○膏淋、血淋同病，未有不因乎虚，亦未有不因乎热者。热如化尽，则膏淋之物，必且下而不痛，始可独责乎虚？

大补阴丸加瓜蒌、瞿麦、牛膝、血余。

诒按：议论隽爽，方亦切实。

再诊：所下之淋，薄且少矣。而当便之时，尚属不利，既便之后，反觉隐痛，肢膝不温，脉小弦，唇红嗌干。热未全消，虚已渐著。

瓜蒌瞿麦去附汤加麦冬、萆薢、黑栀、猪脊筋。

诒按：便后隐疼，膝冷咽干，皆虚象也，似当兼用滋养。

○曾患淋证，小便本难，近来变为癃闭，少腹硬满，小便肿胀，苔白不渴，脉小而沉。下焦湿热，被外寒所遏，膀胱气化不行，最为急证，恐其喘汗。

肉桂五苓散加木香、乌药、枳壳。

另，葱一把，麝香三厘，捣饼，贴脐。

诒按：此温通法也。惟由淋变癃，气分必虚，补中肾气等法亦可随宜佐用。

泄泻门

○飧泄不由乎胃滞，即系乎阳弱，此乃兼而有之，脉迟，嗳腐脘痛。

附子理中汤合二陈汤，加川朴、吴萸、防风。

诒按：嗳腐脘痛，食滞颇重，拟去二陈加神曲、砂仁、蔽子。

○下利转泻，肾病传脾，脾因虚而受邪，温化为宜。

理中汤合四苓散，加陈皮、防风、伏龙肝。

诒按：由利转泻，或有因湿邪未净者，方中用四苓、伏龙肝，即此意否？

○发热之余，腹痛便溏，表邪下陷也。

小柴胡汤加白芍、木香、茯苓、泽泻。

诒按：此时邪下陷之证。

大便门

○脾虚不能化湿，焉能统血？血杂于水湿之中，下注不止。

茅术　地榆皮　槐花炭　郁金

再诊：无毒治病，不必愈半而不取也，仍服原方可耳。

原注：此茅术地榆汤。其人便血，挟水而下，已及半载，人不困惫而面黄，大约湿热有余之体，此病两帖愈半，四帖痊愈。

诒按：审证的确，用药精当，有以匙勘钥之妙。

〇肠澼便血，时重时轻，或痛或否，脉形细小，饮食少，此虚也，恐增浮喘。

归脾汤加荠菜花、荷叶、粳米。

诒按：此补脾摄血之正法也。稍加和胃之品，如广皮、砂仁辈，更为周密。

〇便血之前，先见盗汗，盗汗之来，由于寒热，寒热虽已，而盗汗、便血之证不除，脉小而数，气阴两虚之病也。

归脾汤去桂圆，加丹皮、山栀、地榆、桑叶。

诒按：此证营分中必有留热，宜于清营一边着意。但顾其虚，犹未周到。

〇阴络伤则血内溢，为日已久，阴分固伤，阳分亦弱。而身中素有之湿热仍未清楚，恐增浮喘。

大熟地　伏龙肝　阿胶　白术　赤小豆　附子　黄芩　炙草　当归　地榆炭　乌梅肉

诒按：此《金匮》黄土汤加味，阴阳并治，而兼清湿热，立方颇为周到。

〇湿热伤营，腹臜便血，久而不愈，左脉细涩，右芤，寸大尺小，加以浮肿，气分亦虚，不但不能摄血，而且不能清化湿热，防喘。

黄土汤草、地、术、附、胶、芩、土加大腹皮、桑皮、五加皮、党参、槐花。

原注：原方之妙，附子扶脾之母，黄芩清肝之热，熟地滋肾之阴，白术培脾之本，阿胶凉血之热，各脏照顾，非仲景不能作也。

诒按：增入之药亦能与病机恰当。

○红白痢变为便血，当时血色尚鲜，后又转为紫黑，或带血水，而不了结。暑湿深入营中，气虚无力以化，降而不升也。

驻车丸连、胶、姜、归加广木香、党参、甘草、伏龙肝、荠菜花。

诒按：此证血分中有留邪，尚宜参用和血之品。

再诊：血虽渐止，气犹降而不升。

补中益气汤去陈皮，合驻车丸，加赤芍、伏龙肝。

○痔疾、下痢、脏毒三者，皆属下焦湿热为患。

地榆散合三奇散芪、防、枳壳，加广木香。

诒按：立方精到，拟再增银花、丹皮。

○大小便易位而出，名曰交肠。骤然气乱于中，多属暴病，此证乃久病，良由瘀血内阻，新血不生，肠胃之气无所附而失治，故所食之水谷，悉从前阴而出。所谓幽门者，不司泌别清浊，而辟为坦途，比之交肠证，有似是而实非者。此时论治，主以化瘀润肠，必大肠之故道复通，乃可拨乱者而返之正。

旋覆花　猩绛　葱管　归须　首乌　柏子仁　荠菜花

另，旧纱帽一只，炙灰，每服一钱五分，酒下。

原注：纱帽一发漆胶黏而成，其亦取通瘀之意耶。

诒按：论证用药，均有巧思，特未知效否何如？忆喻西昌《寓意草》中所载姜宜人交肠病，与此相似，特病原有虚实之异耳，学者当参观之。

虫病门

○阳络曾伤，阴气素虚，更有湿热郁于营分，日久生虫，扰乱于上、中、下三焦，以致咳嗽喉痹，恶闻食臭，起卧不安，肛部不舒，舌质深红，其苔黄浊，即仲景所谓狐惑病是也。久延不愈，即入劳怯之途。

川连三分　犀角三分　乌梅五分　人中白一钱　百部一钱　丹皮一钱半　甘草三分

诒按：读《金匮》狐惑病一节，此证之原委乃明。

〇脘腹作疼，满腹苦热，初起得食则痛，继而不食亦痛。此肝胃不和、湿热生虫之状。

乌梅丸加青皮、白芍、金铃子。

诒按：初起得食即痛，得无兼有食积否？

再诊：服前方，脘腹之痛而苦热者，时作时止，止则右胁下必有一块攻筑，是属蛔未安也。

旋覆花汤合金铃子散，加杏仁、雷丸、榧子。

诒按：蛔未安者，似宜仍用乌梅丸。此则因右胁攻筑，故用金铃子散以泄肝耳。

〇湿热挟风，生虫作痒，有似攻注之形，无处不至，难治之证也。

獭肝一钱，磨，开水冲服。

再诊：攻注有形，而不攻注时无迹，湿热风虫踞于痰中所致。

推气散枳壳、桂心、姜黄、草加白芥子、橘红、羌活、獭肝、竹油。

另，《医通》沉香化气丸大黄、黄芩、沉香、六曲、辰砂、参、术、竹油、姜汁。

诒按：獭肝治虫，法本《千金》。惟案中所云攻注有形，无处不到，究竟或在肢体，或在腹里，均未叙明，无从揣测也。

○人之涎下者，何气使然？曰：胃中有热则虫动，虫动则胃缓，胃缓则廉泉开，故涎下。

黄连丸连、萸、木香、诃子、龙骨合乌梅丸。

诒按：方案俱高简稳实。

评选环溪草堂医案

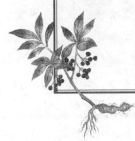

柳　序

　　《环溪草堂医案》三卷，梁溪王旭皋先生所著也。先生名泰林，字旭皋，世为无锡人。嘉道间有以疡医驰名江浙者，曰高锦亭先生，著有《外科心得集》《景岳方歌括》等书行世，即旭皋先生之舅氏也。高先生殁后，先生传其业。其始先以疡医行，逮后求治者日益多，寖及内科，无不应手奏效，于是遂专以内科行。门下士习业者，每年以十数计。先生读书，上自轩岐，下迄国朝诸家，无不精心贯串，于古书则研求故训，于后人书则必分别疑似。所著有《西溪书屋夜话录》《医方歌括串解》及《环溪草堂医案》诸书，均未梓行。其医案为门弟子随时抄录，未经分别去取，不免繁复者多。余所得见者，盖有五六本，详略互异，因嘱及门诸子删其繁乱，重为抄辑。最后得王家桥顾君莲卿本，系先生晚年之作。又得方君晔霞新刊本，案甚繁富，颇有方案足取而为他本所未载者，一并补录，简其精粹，分为三卷。间有未尽之意，随加按语以阐明之，阅一年而竣事。先生居锡城，去余家不百里，余弱冠时，犹及见之。吾乡有疑难证，无不求治于先生者，先生必沉思渺虑，疏方与之，厥后或效或否，或有无力再往者，先生必访悉之，令其再诊，以竟厥功。故其所存方案，无不光坚响切，无模糊影响之谈。盖较近贤之专以灵变取巧者，不啻上下床之别矣。先生博极群书，所用诸法，如治小儿喘嗽之药枣，从葛可久之白凤丹化出。治上热下寒之八味丸，用紫雪为衣，从喻西昌外廓之论悟出。若此之类，不胜枚举，是皆因古法而变化出之。彼胸无古书者，每读之而猝难领会，余于此等处，均为一一指出，学者苟能即是而得读书用古之法焉，则庶乎不负先生之苦心也夫。

光绪二十六年重阳日江阴柳宝诒谨识

上 卷

内伤杂病门

○病将一载，肝气横逆而不平，中气久虚而不振。惟肝逆，故胸脘阻塞而攻冲。惟中虚，故营卫不和而寒热。凡大便溏，饮食少，右脉细，左脉弦，是其证也。四君子合逍遥加左金，是其治也。

党参　冬术　陈皮　茯苓　归身　神曲　白芍　柴胡盐水炒　香附盐水炒　川连吴萸炒　谷芽　玫瑰花

诒按：案语爽朗，方亦的当，拟再加沉香、郁金。

再诊：阳虚恶寒，阴虚发热，脾虚则便溏而乏力，木旺则脘痞而气塞。前方补中泄木，肝气已平，合以益火生土，气血双补。

党参　冬术　苁蓉　鹿角霜　杞子　木香　菟丝子　归身　白芍　陈皮　茯苓　杜仲　砂仁　玫瑰花

诒按：肝气平后，续用培补，是一定层次。惟既有寒热见证，似可参用桂枝建中之意以和之。

○三焦相火，挟肝阳而上升，每日侵晨，则气自脐左而上冲，心胸痞塞，自觉胸中热，舌尖辣，面色红，过午则气渐下降，至夜则安，而火降则下或遗泄，此皆无形之火为患也。推其原，始由乎阴虚，今则相火妄行，蒸炼胃液成痰，所以吐痰黏腻灰黑，而咽嗌胃管之间，常觉不流利也。法当清相火，导虚阳而下归窟宅，更佐以化痰镇逆。病来已久，难期速效。

黄柏盐水炒，一钱二分　桂心三分　砂仁炒，三分　蛤壳一两　甘草三分　知母盐水炒，一钱二分　川连盐水炒，四分　茯苓三钱　元精石三钱

长流水煎。

诒按：此方取交济封髓之法，用意极为精到。惟病因肝肾不摄，虚阳浮逆，拟再加牡蛎、龟板以摄下，旋覆、竹茹以清上，似于病情更为周匝。

〇痰之标在肺胃，痰之本在脾肾，肾虚则水泛，脾虚则湿聚，二者均酿痰之本也。经曰：脾恶湿，肾恶燥。脾肾两虚，法当滋燥兼行。而痰恋肺胃，又宜标本同治。

熟地　茅术芝麻炒　陈皮　川贝　茯苓　半夏　紫菀

诒按：案语斟酌病机，切实不泛，用药亦丝丝入扣。〇用黑地黄法以两补脾肾，合二陈以和胃，菀、贝以利肺。药品无多，而层层都到，非有简炼工夫，不能作此。

〇凡脏邪，惟虚则受之，而实则不受。惟实者能传，而虚则不传。仲景云肝病实脾，治肝邪之盛也。《内经》云肝病缓中，治肝体之虚也。此证肝气有余，肝血不足，法宜两顾为得。

归身　白芍　沙苑　杞子　冬术　茯神　青皮　陈皮　香附　金铃子　砂仁

诒按：议论确凿，非胸中有古书者不能道，方亦精到。〇方中归、芍、杞、苑所以养肝血，青、陈、香、铃所以疏肝气。药品看似平常，用意恰已周到。

○肾水不足，君火上炎，相火下炽，心中如燔，舌光如柿，阳事易举，阴精易泄。拟清君火以制相火，益肾阴以制肝阳。所虑酷热炎蒸，恐药力无权，将亢阳为害，而增剧耳。

川连盐水炒　黄芩　黄柏　阿胶　生地　甘草　鸡子黄

另，大黄三钱研末，将鸡子一个破头，纳大黄三分，蒸熟，每日服一个。

再诊：投苦咸寒，坚阴降火，以制亢阳，心中之燔灼，与舌色之光红，俱减三分之一。然上午之身热如燎者未退，幸纳食颇增，苦寒可进，再望转机为妙。

川黄连　阿胶　生地　元精石　黄芩　甘草　元参　蛤壳
鸡子黄

三诊：舌干红，知饥善纳。水亏阳亢，土燥于中，咸苦坚阴之剂虽衰其燔亢之势，而未能尽除其焰。时当炎暑，湿热与相火蒸腾。拟复入清中固下祛湿之法，仍不出咸苦之例。

洋参　石膏　知母　甘草　麦冬　川连　阿胶　生地　蛤
壳　黄柏

猪胆汁丸，每朝服三钱。

诒按：君相交燔，肾阴被灼，所谓一水不能胜二火，此证是也。仅与壮水，犹难胜任，必得苦以泄之，咸以制之，而火乃退。更得苦以坚之，咸以滋之，而阴乃复。

○营阴虚，则气火易升。肝木横，则脾土受侮。腹满头晕，肝脾之病。耳鸣喉燥，虚火之愆。阴虚生内热，肾虚故腰痛。拟补阴潜阳，扶土抑木法。

生地砂仁炒，四两　茯苓烘，三两　山药炒，三两　萸肉酒炒，三两
丹皮酒炒，二两　泽泻炒，三两　龟板炙，三两　沙苑盐水炒，三两　党
参炒，三两　杜仲盐水炒，三两　归身酒炒，三两　白芍炒，二两　石决

明煅，四两

上药为末，炼蜜打和为丸，晒干，泛上后药。

香附三两，分三份：一份盐水炒，一份醋炒，一份蜜水炒　陈皮盐水炒，七钱　沉香三钱　神曲一两

上药为末，用橘叶汤泛上前丸为衣。

诒按：以补药为丸，而以和气之药末，泛上为衣，与喻嘉言药用外廓之意相合。虽无精义可取，而心思灵巧，可备一格。

〇夜凉昼热，热在上午，此东垣所谓劳倦伤脾之证也。上午热属气虚，用补中益气汤，补气升阳。

补中益气汤加神曲、茯苓。

诒按：论证立方如开门见山，心目俱朗。

〇泄为脾病，呕为胃病，脾胃属土，居中而司升降。脾宜升，不升则泄。胃宜降，不降则呕。土衰则木横，木横而土益衰。高年当此，颇虑土败木贼。古人治肝，当先实脾。况兹土弱，尤当先补其中，稍佐平肝可也。

理中汤加茯苓、橘饼。

诒按：案语理明词达，方法切实不浮。但既有呕恶见证，则半夏似不可少，拟再加木瓜、白芍、砂仁。

〇有时惊悸，有时肌肉顽木，或一日溏泄数次，或数日一大便而坚干，惟小便常红。此心气郁结，脾气失运，失运则生湿，郁结则聚火，火则伤津，淫则阻气，而气机不利矣。拟荆公妙香散加味，以补益心脾。

山药　洋参　黄芪　茯神　赤苓　桔梗　炙草　远志　麝香　朱砂　木香　川连　麦冬

上药为末，用藿香陈皮汤泛丸，每服三钱，开水送下。

诒按：专主心脾立论，思路精确。

〇血不养心，则心悸少寐。胃有寒饮，则呕吐清水。虚火烁金，则咽痛。肝木乘中，则腹胀。此时调剂，最难熨帖。盖补养心血之药，多嫌其滞。清降虚火之药，又恐其滋。欲除胃寒，虑其温燥劫液。欲平肝木，恐其克伐耗气。今仿胡洽居士法，专治其胃，以胃为气血之乡，土为万物之母，一举而三善备焉，请试服之。

党参　冬术　茯苓　半夏　枣仁　扁豆　陈皮　山药　秫米

诒按：于无可措手中，寻出养胃一法，自属扼要之图。拟再加木瓜、白芍以和肝，竹茹、麦冬以清肺，似更周匝。

〇骨格瘦小，先天元气不足，夏秋寒热，至今不已，脉细数弱，气血两亏，头不痛而但身痛，或口沃清水，此胃阳虚惫也。当商温补，仿东垣法。

党参　茯苓　陈皮　桂枝　柴胡　黄芪　半夏　神曲　当归　干姜　砂仁

诒按：少阳生气被郁，故寒热不已。东垣升阳益胃法，用之恰合。加干姜者，助胃阳也。

再诊：前方补中益胃，温卫气，开腠理，诸恙皆减，仍依前法。

前方去神曲、干姜，加白术、白芍。

〇卫气虚则洒洒恶寒，营气虚则蒸蒸发热。营卫并出中焦，总以脾胃为主。补脾胃，则金有所恃，不必治肝，而肝自驯矣。

党参　冬术　当归　川贝　黄芪　茯苓　白芍　陈皮　玫瑰花

诒按：为虚损证，探原立论，方亦精到。

〇营阴内亏，头眩心嘈，下午微寒内热，能食无力。胃中有热则消谷，脾虚气弱则无力也。

党参　沙苑　茯苓　川连　枣仁　知母　女贞子　白芍
冬术　麦冬　竹茹

诒按：此虚损初萌之候，因脾虚气弱，未便滋补耳。

〇左脉空大，肾水亏也。倦怠无力，脾气弱也。食少则阴虚，阴虚生内热，证属内伤。

补中益气汤加黑山栀、白芍。

另，六味丸，每朝服四钱。

诒按：补中益气补脾气，六味补肾阴，立法颇切实。惟左脉空大，方中升、柴两味，尚宜斟酌耳。

〇思虑伤脾之营，劳碌伤脾之气。归脾汤补脾之营也，补中益气汤补脾之气也。今将二方并合服之。

党参　黄芪　冬术　茯神　归身　炙甘草　砂仁　枣仁
升麻　柴胡　木香　半夏　陈皮

诒按：同是脾病，而病原用药，确有气营之别。一经指点，便觉头头是道。

〇肾气虚逆，非滋不纳，脾弱运迟，滋则呆滞。然则如何而可？曰补肾之阳，即可以转运脾气，从仲景肾气丸化裁。

熟地附子三分，炒　五味子　茯苓　山药　肉桂心　麦冬元米炒
牛膝盐水炒　山萸肉　陈皮　紫石英　补骨脂盐水炒　胡桃肉

诒按：补肾即可以补脾，益火以生土也，用肾气丸恰合。

〇久病之躯，去冬常患火升，交春木旺，肝胆阳升无制。候忽寒热，头面红肿，延及四肢，焮热痒痛，殆即所谓游火、游风之类欤。匝月以来，肿势已减，四五日前，偶然裸体伤风，遂增咳嗽音哑，痰多，口干，舌白，续发寒热，胃气从此不醒，元气愈觉难支，风火交煽，痰浊复甚，阴津消涸，阳不潜藏。此时清火养阴，计非不善，抑恐滋则碍脾，化痰扶正，势所必

需，又恐燥则伤液。立法但取其轻灵，用药先求其无过。

北沙参　知母　鲜生地　蛤壳　海浮石　蝉衣　豆卷　青果　海蛰　地栗　百合

另，珠粉朝晨用燕窝汤送下三分。

原注：上方《金匮》百合知母地黄汤，合《本事》神效雪羹，取其清火化痰，不伤脾胃，生津养液，不碍痰湿。酌古参今，归于平正。

诒按：议病用药，均归精细，躁心人不能领取也。

中风门

○两手关脉皆见一粒厥厥动摇之象，此土虚木胜、内风动跃之候也。左半肢体麻木不仁，头眩面麻，病属偏枯，虑延仆中。

首乌　当归　白芍　茯苓　陈皮　秦艽　菊花　天麻　石决明　钩钩　刺蒺藜　桑枝

再诊：动摇之脉大减，内风有暗息之机，左手屈伸稍安，左足麻木未和。拟补肾生肝为治本之计。

地黄饮子地、山萸、斛、苁、桂、附、麦冬、姜、五味、菖蒲、远志、茯、巴戟、枣去桂、附。

诒按：未雨绸缪，故易于奏效。两方用药，亦能与病机宛转相赴。

○体肥多湿，性躁多火。十年前小产血崩，血去则阴亏而火亢，肝风暗动，筋络失养，已非一日。去秋伏暑后变三疟，疟久营卫俱虚，遂致风痰扰络，右半肢体麻痹，而为偏废之象，调理渐愈。今但右足麻辣热痛，痛自足大指而起，显系肝经血虚失养。据云腿膝常冷，足骱常热，此非足骱有火，而腿膝有寒也。想由湿火乘虚下注，故痛处觉热，而腿膝气血不足，则觉寒耳。至于左胫外廉，皮肉之内，结核如棉子，发作则痛甚，此属筋箭，是风痰瘀血交凝入络而成。与右足之热痛麻辣不同，今且先治其右足。

生地　阿胶　五加皮　归身　木瓜　天麻　冬术　独活　丝瓜络　牛膝　茯苓　萆薢

诒按：论颇明透，方亦平稳。

○年已六旬，肾肝精血衰微，内风痰涎走络，右偏手足无力，舌强言涩，类中之根萌也。温补精血，兼化痰涎，冀免偏枯之累，然非易事也，耐心调理为宜。

苁蓉　巴戟　茯神　木瓜　半夏　枸杞_{盐水炒}　远志_{甘草汤制}　海风藤　茱萸_{酒炒}　牛膝　杜仲_{盐水炒}

诒按：此与下条均因有类中之萌，作未雨绸缪之计，故用药力求平稳，不敢喜事以邀功也。

○肾藏精而主骨，肝藏血而主筋，肾肝精血衰微，筋骨自多空隙，湿热痰涎，乘虚入络，右偏手足无力，舌根牵强，类中之根。温补精血，宣通经络，兼化痰涎，守服不懈，加以静养，庶几却病延年。

苁蓉　党参_{元米拌，炒}　牛膝　半夏　杞子_{盐水炒}　陈皮　续断　茯苓　巴戟　桑枝

又，丸方。

苁蓉_{二两，酒煮烂，捣入}　党参_{三两，元米炒}　熟地_{四两，砂仁末、陈酒拌，蒸烂，捣入}　麦冬_{二两，去心，元米炒}　枣仁_{三两，炒，研}　巴戟_{三两，盐水炒}　归身_{二两，酒炒}　萆薢_{三两，炒}　首乌_{四两，制炒}　茯神_{三两}　牛膝_{三两，盐水炒}　半夏_{二两}　天冬_{二两，去心，元米炒}　陈皮_{二两五钱}

杜仲三两，盐水炒　　虎骨三两，炙　　菖蒲一两　　杞子四两，盐水炒

上药各选道地，如法制炒，共研细末，用竹沥四两，姜汁三两，捣入，再将白蜜为丸，如黍米大，用瓷器装好，每朝服五钱，开水送下。

痿痹门

○先天不足，骨髓空虚。常以后天滋补，栽培脾胃，脾胃得补，湿热壅滞，形体骤然充壮，而舌本牵强，两足痿软，不能行走，上盛下虚，病属痿躄。经云湿热不攘，大筋软短，小筋驰长，软短为拘，驰长为痿是也。今拟法补先天之精气，强筋壮骨，以治其下，扶后天之脾胃，运化湿热，以治其中。然必耐心久服，确守弗懈，庶克获效。倘朝秦而暮楚，恐难许收功也。

熟地四钱，附子三分，煎汁，炒　　茯苓三钱　　牛膝一钱五分，盐水炒
桑枝一两　　虎胫骨炙，三钱　　川断二钱，酒炒　　巴戟三钱，盐水炒
黄柏一钱，姜汁炒　　苍术一钱五分　　萆薢二钱，盐水炒　　竹沥二十匙　　姜汁一匙

另，洗方。

独活三钱　　当归五钱　　红花一钱　　陈酒糟二两　　猪后脚骨二只　　葱白头三个

煎汤，日洗一次。

诒按：此等证本难奏效，其立方仍从丹溪虎潜法加味，用药固未尝不切当也。

○伏热留于肺胃，胃热则消谷易饥，肺热则躄痿难行，热气熏于胸中，故内热不已。延今半载，节届春分，天气暴热，

病加不寐。据述先前舌苔黄黑，今则舌心干红，其阴更伤。仿仲景意，用甘寒法。

生地三钱　知母一钱五分　茯神三钱　枣仁一钱五分　麦冬二钱　滑石三钱　夜合花五分　沙参三钱　百合一两

泉水煎服。

诒按：《金匮》百合病篇，有以百合配知母、地黄、滑石等法，此方即用其意。

再诊：经云：肺热叶焦，则生痿躄。前方清心肺而退热，已能起床步履。但夜不安寐，是肾气不交于心，阴虚阳亢故也。清金丽水，取坎填离为治。

生地　天冬　麦冬　枣仁　山药　元参　沙参　洋参　百合

另，虎潜丸三钱。

诒按：经云：肺热叶焦，则生痿躄。又云：治痿必取阳明。经训昭然，守此二语，治法不外是矣。

三诊：阴虚未复，夜寐未安，热退不清，仍宜养阴。自云腹中微微撑痛，此属中虚。治当补益脾阴，兼清心肺之热。

生地　沙参　洋参　山药　麦冬　枣仁　薏米　茯神　甘草　白芍　赤苓　百合

另，归脾丸。

○冷雨淋背于先，竭力鼓棹于后，劳碌入房，挟杂于中，病起身热咳嗽，至今四十余日，痰气腥臭，饮食能进，卧床不起，形肉消脱。是肺先受邪，而复伤其阴也。经云：阴虚者阳必凑之。肺热叶焦则生痿躄。又云：一损损于肺，皮聚毛落，至骨痿不能起床者死。合经旨而互参之，分明棘手重证矣。

沙参　紫菀　茯苓　地骨皮　川贝　玉竹　薏仁

另，八仙长寿丸四钱。

再诊：肺为水源，百脉朝宗于肺，犹众水朝宗于海也。肺热叶焦，则津液不能灌输于经脉，而为痿躄。卧床不能行动，形肉消削，咳嗽痰臭，舌红无苔，脉细而数。是皆津液消耗、燥火内灼之象。考经论治痿独取阳明者，以阳明主润宗筋，胃为气血之源耳。今拟生胃津以供于肺，仿西昌喻氏意。

沙参　阿胶　杏仁　甘草　元参　火麻仁　天冬　麦冬玉竹　茯苓　桑叶　枇杷叶

诒按：议病立方，深合《内经·痿论》之旨。

三诊：投清燥救肺法，病情稍安，仍宗前制。

桑叶　杏仁　麦冬　川贝　百合　元精石　阿胶　沙参元参　枇杷叶　野茭白根

○长斋廿载，精血久枯，大雨淋身，湿侵入骨，腿股酸重，不能举动。法以宣通关节，佐以养血生津。

麻黄　苍术　白芷　当归　川芎　白芍　防风　熟地　桂枝　独活　牛膝　桑枝

诒按：此从阳和汤增减，因系湿邪，故加苍术。

○风、寒、湿三气伏留于骨，骨节酸痛，自冬而起，所谓骨痹也。骨痹不已，内舍于肾，则发热淹缠，即成劳损。

秦艽　杜仲　五加皮　生地　地骨皮　当归　续断　牛膝萆薢　茯苓

诒按：邪郁化热，则伤及阴血，故易入损。○方内再加丹皮、桂枝，更觉周到。

○寒湿之气从外而入于内，遍体历节疼痛，而又胸满呕痰。经云：从外之内者，治其外。又云：胃为脏腑之长，束筋骨，利机关，皆胃气之流行。然则外通经络，内和胃气，便是治法之纲领矣。

川附　茯苓　南星　半夏　陈皮　木瓜　竹沥　姜汁

诒按：骨节痛与呕痰，自是两途之病，用药两面照顾，亦为合法。案中以胃气一层，牵合筋节，虽似有理，而实非《内经》本旨。〇方中木瓜、竹沥是筋络药，拟再加桂枝、秦艽、独活、桑枝、牛膝。

内风门

〇病起肝风，继增痰饮吐酸，所以口目筋掣，而胸膈不利也。近因暑热上蒸，咽喉碎痒，暂投凉剂，喉患虽减，而胸脘愈觉撑胀。夫肝风之动，由于阴血之虚。痰饮之生，又系胃阳之弱。病涉两岐，法难并用，今且宣化胃湿以祛痰，稍佐平肝降逆之品。

半夏　茯苓　陈皮　旋覆花　麦冬　杏仁　川贝　郁金
丹皮　黑山栀　竹茹　蔻仁

诒按：此等两碍之病，最难用药，须看其周到熨帖处。〇方中旋、郁、贝、杏是兼参胸痹治法。

〇肝为风脏而主筋，心为火脏而主脉。心包络与三焦相为表里，俱藏相火，心包主里，三焦统领一身之络。此病起于病后，心中嘈热，胸前跳跃，继而气攻，背脊如火之灼，或大或小，或长或短，皆在经络脊脉之中。良由病后络脉空虚，相火内风，走窜入络。非清不足以熄火，非镇不足以定风。然而络脉空虚，使非堵截其空隙之处，又恐风火去而复入，故清火、息风、填窍三法，必相须为用也。第此证实属罕见。医者，意也，以意会之可耳，仿仲景法。

羚羊角　寒水石　滑石　紫石英　龙骨　石决明　生石膏

磁石　赤石脂　牡蛎　大黄　甘草各三钱

上药研末，每服一钱，一日三服，用大生地一两，百合一两，煎汤调服。

诒按：《金匮》中风门，有侯氏黑散、风引汤二方，其用意以填窍为主，喻西昌论之详矣。读者取喻氏之论观之，即识此方之意。

○先呕数日，呕止而发痉厥，日三五次。此乃肝逆犯胃，聚液成痰，内风焮动，阳气偏张，痰亦从之为患。拟清息风阳，兼和其胃。

羚羊角　钩钩　半夏　陈皮　茯苓　石决明　山栀　菊花元参　竹茹

再诊：痉厥日数发，口噤不能言，而心中了了，病不在心而在肝。夫心为君主，肝为将军，当气逆火升、风动之际，一如将在外，君命有所不受，君主虽明，安能遽禁其强暴哉？况胃为心之子，胃家之痰，与肝家之风火，互结党援，相助为虐。今舌红碎痛，一派炎炎之势，渐迫心君。故欲化胃家之痰，必先清泄肝家之风火，而安镇灵台，使心君无震撼之虞，尤为要着。

羚羊角　鲜生地　犀角　茯神　山栀　元参　石决明　天竺黄　钩钩　枣仁川连炒　竹沥姜汁冲　金箔

诒按：议论明快，立方熨帖。○拟去犀角，加川连，更为亲切。

○久患肝风眩晕，复感秋风成疟。疟愈之后，周身筋脉跳跃，甚则发厥。此乃血虚不能涵木，筋脉失养，虚风走络，痰涎凝聚所致。拟养血息风，化痰通络。

制首乌　紫石英　白蒺藜　半夏　茯神　羚羊角　石决明

煨天麻　枣仁　洋参　陈皮　竹沥　姜汁

诒按：归、芍似不可少。

○五脏六腑之精气，皆上注于目，目之系，上属于脑，后出于项。故凡风邪中于项，入于脑者，多令目系急而邪视，或颈项强急也。此证始由口目牵引，乃外风引动内风，内风多从火出，其原实由于水亏，水亏则木旺，木旺则风生。至于口唇干燥赤碎，名舔唇风，亦肝风胃火之所成也。治当清火息风，养阴为法。

大生地　丹皮　沙参　钩钩　桑叶　羚羊角　石决明　白芍　芝麻　蔗皮　梨皮　元参心　川石斛

○肝苦急，急食甘以缓之。

生甘草一斤，研末，红枣一斤煮烂，去皮、核，与甘草打和为丸，每服三钱，开水送下。

原注：此人并无表证，又不内热，一日数十痉，服此二料即愈。

诒按：前两方是风火致痉者通治之方，后一方虽依经用药，但平实无灵机。如此重病，而服之竟效，奇哉！

神志门

○上年夏季，痰火迷心，神呆语乱，治之而愈。至今复发，脉浮小弱，舌心红而苔薄白，语言错乱，哭笑不常，凭脉而论，似属心风。盖由风入心经，蕴热蒸痰所致，用《本事》独活汤法。

独活　防风　黄芩　山栀　元参　石菖蒲　胆星　茯苓橘红　甘草　竹叶　鲜生地

诒按：论证确凿，此为学有本源。○查许学士独活汤原方，仅有独活、防风、茯苓三味相同。此盖用其意而不袭其成方也。

○情志郁勃，心肝受病。神思不安，时狂时静，时疑时怯。心邪传肺，则心悸不寐而咳嗽。肝邪传胆，则目定而振栗，其实皆郁火为患也。拟清心安神，壮胆为主，平肝和脾佐之。

川连　茯神　菖蒲　龙骨　远志　北沙参　枣仁　胆星
川贝　铁落　石决明　猪胆—个，用川芎五分，研，纳入以线扎好，入煎

诒按：清心化痰，凉肝镇怯，立方周到熨帖。尤妙在川芎一味入猪胆内，可以疏木郁，壮胆气，开后人无数法门也。

○寡居十载，愁惕苦心，牙龈出血，有时若痛，其病已久。兹一月前，猝遭惊恐，遂神糊语乱，口吐紫血，腹胀不食，两脉模糊，难以捉摸。此乃惊动肝阳，神魂扰乱，血随气逆，是即薄厥之属。今两足常冷，阳升于上。急以介类潜阳，重以镇怯，冀其厥止再商。

川连吴黄炒　牡蛎　阿胶　茯神　枣仁　石决明　羚羊角
龙骨　茜草炭　紫石英　代赭石　白芍　金箔

诒按：病深且久，病气内涉于脏，实难取效。但就病论治，随证用药，已能处处熨帖，自属可存。

再诊：风阳稍息，神志未安，仍从前法增损。

川连吴黄炒　石决明　牡蛎　茯神　龙骨　远志　羚羊角
紫石英　阿胶　枣仁　白芍　橘红　石菖蒲　金箔

另，朱砂安神丸三钱。

○肝风胃湿，凝聚成痰。每逢劳碌，则气逆而痰涌，骤然昏迷，少顷复醒，醒后数日无力。此属痫类，其原总由水亏，不能涵木所致。煎方无效，宜用丸药。

生地　茯神　山药　丹皮　枣仁　茯苓　萸肉　泽泻　磁石

上药为末，炼蜜捻作小丸，将后药泛上。

半夏　南星制　陈皮　青黛　蛤壳　郁金　石决明　沉香　琥珀

上药为末，泛上前丸为衣，晒干，每服五钱，淡盐花汤送下。

诒按：作丸之法，颇极精妙。

○肝火痰涎，内蒙心窍，外窜经络，时发痫证。

洋参制，三两　天竺黄一两　明矾一两　首乌制，四两　茯神烘，三两　半夏一两　川贝二两　附子五钱　雄精五钱　辰砂五钱　南星制，一两　石决明煅，四两　川郁金一两　陈皮盐水炒　丹皮炒，各二两

上药为末，用金箔、濂珠、血珀、玳瑁、獭肝、羚羊角，另研细末，用钩钩三两，煎浓汤，冲入竹沥一杯，姜汁一勺，将上药末泛丸，每早服二钱，橘红汤送下。

诒按：前方兼顾水虚，此方专治痰火，见证不同，固各有所当也。

痰火门

○心境沉闷，意愿不遂，近因患疟，多饮烧酒，酒醑之后，如醉如狂，语言妄乱。及今二日，诊脉小弦滑沉，舌苔薄白，小水短赤，大便不通，渴欲饮冷，昏昏默默，不知病之所的。因思疟必有痰，酒能助火，痰火内扰，神明不安，此少阳、阳明同病，而连及厥阴也。少阳为进出之枢，阳明为藏邪之薮。今邪并阳明，弥漫心包，故发狂，而又昏昏默默也。仿仲景柴胡加龙牡汤主之。

柴胡　黄芩　半夏　茯苓　龙骨　甘草　牡蛎　铅丹　菖

蒲　大黄　竹沥　姜汁

诒按：病之来源去路，一一指出，药亦的当。

〇寐中常坐起，而不自知，日间静则嗑睡。此浊痰迷闭清阳，阳气郁而不宣也。

胆星　川贝　茯苓　陈皮　枳实　半夏　党参　远志　菖蒲

再诊：体肥多湿之人，湿热蒸痰，阻塞肺胃，喉中气粗，呼吸如喘，卧寐之中，常欲坐起，仍然鼾睡，而不自知。所以起坐之故，盖痰阻气郁，蒙闭清阳，阳气郁极则欲伸，故寐中欲坐起也，病属痰与火为患。兹拟煎方，开其肺痹。另用丸药，化其痰火，痰火一退，清阳得伸，病自愈矣。

射干　橘红　冬瓜子　杏仁　桔梗　象贝　竹沥　姜汁
葶苈子　苏子　枇杷叶

另，黑丑取头末，三钱　莱菔子炒，三钱　槟榔炒，三钱　大黄酒炒，三钱

研末，蜜丸，作十二粒，每午后一丸，临卧一丸，嚼化，咽下。

诒按：审病即得其真谛，用药自然入彀。〇丸方中加入菖蒲、胆星、郁金、东丹等，以开郁坠痰，较似得力。

〇胆虚则神自怯，气郁则痰自凝，于是咽喉若塞，气短似喘，偶值烦劳，夜寐多魇。无形之气与有形之痰互相为患，遂至清净无为之府，与虚灵不昧之神，均失其宁谧之常。欲安其神，必化其痰。欲壮其胆，必舒其气。故清之化之，和之益之，必相须为用也。

沙参　枣仁川连炒　半夏　胆星　远志　茯神　神曲　石菖蒲　橘红　金箔　竹沥　姜汁

另，胆星三钱　琥珀一钱　金箔五张　黑白丑取头末，各一钱五分

上药另研，和一处，共为细末，每服三分，橘红汤送下。

又方

党参姜汁炒　半夏　胆星　茯神　远志　枣仁　川贝　橘
红　蛤壳　神曲　竹沥　姜汁

痰饮门

○痰饮阻于胸中，咳而短气，心悸，用四君补气，二陈化
痰，桂枝通阳，款冬止咳，加减成方，仍不越苓桂术甘之制。
若舍仲景，而别求良法，是犹废规矩而为方圆也，讵可得哉？

桂枝　茯苓　白术　甘草　半夏　陈皮　党参　款冬花

诒按：方论俱平正通达，可以取法。

再诊：用补气化痰，通阳蠲饮，咳而短气俱减，但心仍悸，
参以益智。

茯苓　白术　甘草　党参　陈皮　半夏　桂木　款冬花
益智仁　枣仁

○胸中之元阳不足，膻中之火用不宣，痰饮伏于心下，胸
前如盘大一块，常觉板冷，背亦恶寒。三四年来，每交子后则
气喘，阳气当至不至，痰饮阻遏其胸中，阳微阴胜故也。天明
则阳气张，故喘平，至咳嗽心悸，易于惊恐，皆阴邪窃踞胸中
之病。其常若伤风之状者，卫外之阳亦虚也。图治之法，当祛
寒饮，而逐阴邪，尤必斡旋其阳气，俾如离照当空，而后阴邪
尽扫。用仲景苓桂术甘法，先通胸中之阳再议。

茯苓细辛一分，泡汤，拌，浸，焙　桂木　冬术熟附二分，煎汁，
拌，炒　陈皮　甘草麻黄一分，泡汤，拌，浸，焙　炮姜五味子五粒，同焙
补骨脂盐水炒焦　党参姜汁炒　半夏　紫石英　胡桃肉　蛳螺壳

诒按：审证清切，方中以辛烈之品煎汁，收入甘平药内，用意颇巧，骨脂、桃肉参入补肾之意，尤为周到。○此证阳微饮踞，自属确不可易。惟所吐之痰，是否清稀，抑系干黄黏厚，案中未经叙明。其常若伤风之状，卫阳虚者，固有此候。亦有痰浊化热，蕴于肺中，以致招引外风者，亦多此证，不可不细为之辨。

○咳嗽，口不渴，当脐痛，而脉细，头常眩晕。此乃手、足太阴二经有寒饮积滞，阻遏清阳之气，不能通达，故一月之中，必发寒热数次，乃郁极则欲达也。病将四月，元气渐虚，寒饮仍恋而不化。先以小青龙汤，蠲除寒饮，宣通阳气，再议。

麻黄　桂枝　白芍　细辛　干姜　半夏　五味子　甘草

诒按：此内饮而兼外寒之方，一月中寒热数次，或因兼感外邪，则此方的对矣。

○脉沉取之数，其阴内亏，其热在里，病延日久，劳损之候。证见咳唾白痰，脘腹时痛，痛则气满，得矢气则稍宽。病由肝郁而成，据云咳已三年，初无身热，是其根又有痰饮也。经训治病必求其根，兹从痰饮气郁例治之。

半夏　茯苓　桂木　丹皮　白芍　香附　沉香　神曲　归身　甘草　冬术　陈皮　金橘饼

诒按：此苓桂术甘合二陈，加归、芍、丹皮以养肝，沉、附、曲、橘以化气也。立方平稳熨帖。

○痰饮咳逆，肺肾两虚，胃湿不化。用苓桂术甘汤合二陈治其胃，都气丸治其肺肾可也。

苓桂术甘汤合二陈汤，加川贝、杏仁、沉香。

另，都气丸每服四钱，淡盐汤送下。

诒按：虚实兼到，亲切不浮。

○痰饮咳嗽已久，其源实由于脾肾两亏，柯氏云脾肾为生痰之源，肺胃为贮痰之器也。近增气急，不得右卧，右卧则咳剧，肺亦伤矣。肛门漏疡，迩来粪后有血，脾肾亏矣，幸胃纳尚可。议从肺、脾、肾三经同治。然年已六旬，宜自知爱养为要，否则虑延损证。

熟地砂仁炒　五味子　炮姜　半夏　陈皮　茯苓　阿胶蒲黄炒
款冬花　冬术　归身　川贝

原注：此金水六君煎合黑地黄丸，加阿胶、款、贝三味，直补金土水之虚，上能化痰，下能止血，其中虽有炮姜，勿嫌其温，盖有五味以摄之也。

诒按：此等病立方最难安放平稳，似此周到熨帖，自非老手不办。

○饥饱劳碌伤胃，寒痰凝聚，气血稽留，阻于胃络，因而胃脘胀痛，呕吐黏痰。初起一发即平，后来发作愈勤。今则殆无虚日，饮食从此减少，病日益甚，胃日益虚。倘不加谨，恐延胀满，不易图治。

党参　炮姜　冬术　熟附　半夏　良姜　陈皮　茯苓　蔻仁
再诊：温胃化痰，从理中、二陈、平胃三方化裁。

六君子汤加川朴、熟附、炮姜、苍术。

三诊：寒积中焦，胃阳不布，痰饮窃踞，为痛为胀，为吐为哕。法当温运中阳，但病根已深，必耐心久服乃效。

党参　炮姜　半夏　茯苓　陈皮　川椒　熟附　蔻仁　白术
四诊：中虚非补不运，寒饮非温不化。益火生土，通阳蠲饮，苓桂术甘汤主之，附子理中汤亦主之。

党参　桂木　炮姜　半夏　茯苓　熟附　冬术　陈皮　蔻仁
五诊：病有常经，方有定法，药已见效，无事更张。袁诗云：莫嫌海角天涯远，但肯摇鞭有到时。

附子理中汤合二陈汤，加桂木、老姜。

诒按：前后五方，看病的确，用药的当，案语亦亲切简老，于此道中，自推老手。

咳喘门

○稚龄形瘦色黄，痰多食少，昼日微咳，夜寐则喉中嗘吼有声。病已半载，而性畏服药。此脾虚而湿热蒸痰，以阻于肺也。商用药枣法。

人参三钱　苍术土炒，一钱五分　茯苓三钱　川朴姜汁炒，一钱　榧子三钱　炙草一钱　陈皮盐水炒，一钱　川贝三钱　宋制半夏三钱　冬术三钱

上药各研末，和一处，再研听用，好大枣一百枚，去核，将上药末，纳入枣中，以线扎好，每枣一枚，大约纳入药末二分为准，再用甜葶苈一两，河水两大碗，同枣煮，俟枣软熟，不可太烂，将枣取出，晒干。每饥时，将枣细嚼咽下一枚，一日可用五六枚。余下枣汤，去葶苈再煎浓，至一茶杯，分三次，先温服，俟枣干，然后食枣。

原注：此平胃六君汤加川贝、榧子，制法极好，以治脾虚湿热，蒸痰阻肺，喉中痰多者极妙。此法从葛可久白凤膏化出，颇有巧思，此病服之遂愈。

诒按：灵心巧想，可法可师。

○肺为贮痰之器，脾为生痰之源。肺虚则痰不易化，脾虚则湿不能运。痰上逆而喘咳，湿下注而足肿。肿之与喘，无非气失升降，而乏运行之权也。今拟脾肺同治，冀痰湿运行乃吉。

党参　葶苈　杏仁　泽泻　大腹皮　半夏　赤苓　陈皮
通草　冬瓜子　枇杷叶　枣

诒按：论病用药，俱能得其要领。

〇年过花甲，肾气必亏，即使善自调摄，亦不过少病耳，
及至既病，则各随其见证而施治焉。今咳嗽气升，食少倦怠，
证形在于肺脾，自宜从肺脾求治。然气之所以升者，即肾水虚
而不能藏纳肺气也。食荤油则大便溏者，即肾阳衰而不能蒸运
脾土也。然则补肾，尤为吃紧，虽不治脾肺，而脾肺得荫矣。

党参　五味　山药　紫石英　补骨脂　萸肉　胡桃肉　茯苓
另，《金匮》肾气丸三钱。

诒按：立论颇能探入深处，用药亦亲切不浮。

〇气上逆而咳甚，舌心红而边白。此阴虚痰滞、下虚上盛
之候也。病已月余，消痰恐劫其阴，养阴恐增其浊。拟以降气
化痰，少佐益阴为法。

苏子降气汤去桂。

另，都气丸五钱。

诒按：立方切当。

〇病将一载，咳嗽内热，行动喘促，少腹牵痛。此肾气虚
而不纳也，仿都气法。

生地　萸肉　茯苓　丹皮　山药　五味子　泽泻　麦冬
川贝　沉香

诒按：立方精当。

再诊：壮水生金，补子益母。

前方加党参、胡桃肉。

〇多年咳喘，逢寒遇劳辄发。汗多气升，肺伤及肾，肾气
虚而不纳矣，法当补肾以纳气。

熟地　怀牛膝　北沙参　半夏　陈皮　茯苓　麦冬　五味子　紫石英　蛤壳　沉香

再诊：寒入肺底，久而化热。同一痰喘，先后不同也。初病在肺，久必及肾。同一咳逆，虚实不同也。补肾以纳气，清肺以化痰，须两层兼顾为稳。

北沙参　五味子　麦冬　川贝　杏仁　蛤壳　怀牛膝　地骨皮　熟地　梨皮　枇杷叶

诒按：前方用药切当，此方案语圆融。

○痰饮咳喘，脘中胀满，时或微痛。虽脾、肾、肺三经同病，而法当责重乎脾，以脾得运而气化通，则痰饮有行动之机也。

干姜五味子同研，炙　半夏　陈皮　茯苓　补骨脂　北沙参元米炒　杏仁　川朴　泽泻　胡桃肉

再诊：痰饮停于心下，上则喘咳，下则脘胀。多由清阳失旷，痰浊内阻。转胸中之阳以安肺，运脾中之阳以和胃，咳喘与胀满当松。

瓜蒌皮　枳实　干姜　川朴　半夏　陈皮　薤白头　茯苓　泽泻

诒按：此证咳、胀两证并重，故治法亦脾、肺兼顾。

○痰饮久留于肺胃，或咳或喘，或脘胀，皆痰气之为病也。化胃中之痰，宜苓、半，化肺经之痰，宜橘、贝，从此扩充以立方。

二陈汤合苓桂术甘汤，加川贝、杏仁、蛤壳、紫菀。

诒按：此病因有脘胀，而无肾虚见证，故始终以运脾化痰之法。

○咳嗽，痰多，气急，其标在肺，其本在肾。历年既久，

自浅及深，自肺及肾，法当治其本矣。

熟地　怀山药　怀牛膝　半夏　陈皮　茯苓　蛤壳　五味子　紫石英　沙苑　胡桃肉

再诊：补肾纳气，水不泛而痰自化。培土运湿，湿不停而痰可降矣。

怀牛膝　怀山药　半夏　陈皮　茯苓　熟地　紫石英　银杏肉　杞子　五味子　胡桃肉

诒按：两方案语清简，用药切实。〇方中再加於术，于培土较似有力。

〇肾司纳气，而开窍于二阴。此病每因劳碌之余，必先频转矢气，而后气升上逆，短促如喘，饮食二便如常。其病在少阴之枢，宜补而纳之。

六味地黄丸合生脉散，加青铅。

诒按：肾为作强之官，过于劳动，则收摄无力，故见此证，与寻常喘促又是一种。认证既确，立方亦切实不肤。〇拟再加砂仁、胡桃肉。

〇暑风从背俞而内薄于肺，湿热从胃脉而上熏于肺，外内合邪，其气并于胸中，气不得通，因而上逆，气升作咳，舌苔薄白，口腻不渴，治属饮家。

冬瓜子　半夏　茯苓　射干　通草　马兜铃　枳壳　杏仁　橘红　枇杷叶

诒按：此方轻灵可喜，拟再加滑石、薏仁。既有暑风内薄，宜再参用疏泄之品。

〇阅病源知由痰饮久留，脾、肺、肾三脏交伤，下则肾虚不能纳气，中则脾虚不能运气，上则肺伤不能降气。由是咳喘不得卧，肢肿腹臌，神气疲惫，虚亦甚矣。治上无益，当治中下。

熟地　怀牛膝　茯神　五味子　胡桃肉　沙苑　怀山药
蛤壳　紫石英　补骨脂　麦冬

另，黑锡丹每朝盐花汤送下一钱。

诒按：病候已造极深之域，用药如此，亦背城借一之计。

○喘哮气急，原由寒入肺俞，痰凝胃络而起。久发不已，肺虚必及于肾，胃虚必累于脾，脾为生痰之源，肺为贮痰之器，痰恋不化，气机阻滞，一触风寒，喘即举发。治之之法，在上治肺胃，在下治脾肾，发时治上，平时治下，此一定章程。若欲除根，必须频年累月，服药不断，倘一曝十寒，终无济于事也。

发时服方

款冬花　桑白皮　紫菀　苏子　沉香　茯苓　杏仁　橘红
制半夏　黄芩

平时服方

五味子　紫石英煅　陈皮　半夏　茯苓　薏仁　蛤壳　胡桃肉　杜仲　熟地

诒按：论病则源流俱到，层折毕清，用药亦周到熨帖，绝不浮泛，洵非老手不能到此地位。

再诊：喘哮频发，脉形细数，身常恶寒。下焦阴虚，中焦痰盛，上焦肺弱，肺弱故畏寒，阴虚故脉数，喘之频发，痰之盛也。有所感触，病遂发焉。病有三层，治有三法，层层护卫，法法兼到，终年常服，庶几见效，否则恐无益也。

发时服方

桂枝生，晒干　款冬花蜜炙　橘红盐水炒　杏仁霜　莱菔子
桑白皮蜜炙

上药共研末，用枇杷叶十片，去毛，煎汤，再用竹沥半茶杯，姜汁一酒杯，相和一处，将上药末泛丸，发喘时，每至卧时，服此丸二钱，薏仁橘红汤送下。

平时服方

熟地砂仁拌，炒　丹皮盐水炒　山萸肉酒炒　茯苓　牛膝盐水炒　泽泻盐水炒　肉桂　山药炒　五味子盐水炒　磁石

上药为末，用炼白蜜捣和，捻作小丸，丸须光亮，俟半干，再用制半夏三两，陈皮二两，炙甘草一两，研极细末，泛为衣，每朝服二钱，发时亦可服。

〇心咳之状，咳则心痛，喉中介介如梗状，甚则咽肿喉痹。盖因风温袭肺，引动心包之火上逆。故治法仍宜宣散肺经风邪，参入宁心缓火之品。仲景方法，略示其端，但语焉未详，后人不能细审耳。

前胡　杏仁　象贝母　桔梗　射干　麦冬　远志甘草汤制　沙参

小麦一两，煎汤代水。

诒按：心咳属心火刑金之病，宜略加竹叶、元参等清心之品乃合。〇小麦汤代水，颇有巧思。

〇烦劳罢极则伤肝，肝伤则气逆而上迫，为胁痛，为咳嗽。秦氏所谓先胁痛而后咳者，肝伤肺也。治法不在肺而在肝，夏令将临，恐有失血之虞。

旋覆花　桃仁炭　杏仁　川贝　苏子　冬瓜子　黑山栀　丹皮　郁金　薏仁　枇杷叶

诒按：审证清切，立方谛当。愚意再加归须、桑白皮、白芍。

〇五脏皆有咳，总不离乎肺。肺为娇脏，不耐邪侵，感寒

则咳，受热则咳。初起微有寒热，必挟表邪，邪恋肺虚，脉形空大，前方降气化痰，保肺涤饮，俱无少效。据云得汗则身体轻快，想由肺气虽虚，留邪未净，补虚而兼化邪，亦一法也。用钱氏法。

牛蒡子_{元米炒} 马兜铃 杏仁 阿胶_{蛤粉炒} 苏子 桑白皮款冬花 炙甘草 茯苓 枇杷叶 桑叶

诒按：此肺虚受邪，虚实兼顾之法。

○脉虚软而似数，内伤虚弱奚疑。夫邪之所凑，其气必虚，虚处受邪，其病则实。咳嗽虽由外感，而实则因于气虚，以为风寒，固不可以为虚损，亦未必可，玉竹饮子主之。

玉竹 杏仁 苏子 桑白皮 款冬花 象贝 橘红 沙参_{元米炒} 旋覆花 枇杷叶

诒按：将"虚实"二字，说得六通四辟。○此玉竹饮子加减，润肺疏邪，虚实兼到。

○寒嗽交冬则发，兼患颈项强急。

熟地_{六钱，麻黄一钱，煎汁，浸，炒松} 茯苓_{三钱，细辛五分，煎汁，浸，炒} 胡桃肉_{四钱} 五味子_{八分，干姜一钱同炒} 陈皮_{二钱，盐水炒}半夏_{一钱五分} 川贝_{三钱} 款冬花_{三钱} 薏仁_{四钱} 杏仁霜_{三钱}归身_{三钱，酒炒} 党参_{三钱，米炒}

上药为末，炼蜜为丸，每晨开水送下三钱。

诒按：此阴虚而挟痰饮者，故用药如此。再增桂枝一味，则颈项强急亦在治中矣。

○阴虚而兼痰浊，致为咳嗽，用金水六君煎。

半夏 陈皮 茯苓 炙草 当归 川贝 杏仁 紫菀 熟地_{砂仁拌，炒松，后人，略煎一两沸}

原注：仿饮子煎法，浊药清投，取其益阴而不腻滞痰浊也。

诒按：阴虚而挟湿痰，最难用药，此亦无法中之一法。

○咳嗽四年，曾经失血，今已音哑，脉形细弱，真阴元气皆亏，劳损根深，药难见效。犹幸胃气尚可，大便未溏。姑拟甘润养阴，希图苟安而已。

北沙参　麦冬　杏仁　川贝　玉竹　扁豆　生甘草　茯苓橘饼　枇杷叶

再诊：咳嗽止而失血音哑，津液枯槁，劳损成矣。脉形细弱，精气两亏。《内经》于针药所不及者，调以甘药。《金匮》遵之，而用黄芪建中汤，急建其中气，俾得饮食增而津液旺，冀其精血渐充，复其真阴之不足，盖舍此别无良法也。

黄芪秋石水炒　白芍桂炒，去桂　北沙参生炙　甘草　玉竹　麦冬　川贝　茯苓　橘饼

诒按：此与前方看似无聊应酬之作，其实精到熨帖，所谓舍此无良法也。

○痰饮咳嗽，饱则安，饥则咳，乃胃虚也。

黄芪　甘草　冬术　陈皮　白芍　玉竹　茯苓　杏仁　桔梗

诒按：再加党参、薏仁何如？

○咳嗽月余，痰腥带血，气升呛逆，脉弦滑数。风温久恋，化火蒸痰，灼金耗液，证属肺痈，非轻候也。

冬瓜子　淡芩　薏仁　紫菀　川贝　桑皮　甜杏仁　苏梗沙参　芦根尖

附录：《张氏医通》云：薏仁根捣汁，顿热服之，下咽臭痰即解。有虫者，虫即死出。薏仁为肺痈专药，然性燥气滞，服之未免上壅，不及根汁之立能下夺，已溃未溃，皆可挽回。陈芥菜汁温服，灌吐最妙。一方用薄荷浓煎，稍入白蜜，已溃未溃皆效。

再诊：咳热痰，腥带血，脉形弦硬，面色暗晦。肺气失降，木火上逆，防加喘急。

羚羊角　鲜生地　川贝　甜杏仁　蛤壳　石决明　桑白皮　紫菀　枇杷叶　芦尖

〇咳吐臭痰如脓血，此属肺痈。舌苔浊厚，痰浊胶黏，仿仲景法。

葶苈子　冬瓜子　桃仁　桔梗　桑皮　瓜蒌仁　旋覆花　苏子　川贝　芦尖

诒按：此治肺痈初溃之主方。

又按：肺痈之病，皆因邪瘀阻于肺络，久蕴生热，蒸化成脓。故其证初起，病在此叶者，不及彼叶。初用疏瘀散邪泻热，可冀其不成脓也；继用通络托脓，是不得散而托之，使速溃也；再用排脓泄热解毒，是既溃而用清泄，使毒热速化而外出也；终用清养补肺，是清化余热，而使其生肌收口也。凡此皆肺痈治法之一定层次也。乃有一种外感咳嗽，其初起并非肺痈，只因浊痰蕴热，阻结于肺，复为外凉所束，或为油腻所黏，阻窒窍隧，浊热蒸闷，蕴结不解，致吐痰臭秽，胸膈隐痛，甚则失音气促，蒸热喘汗，病情与肺痈无异。其初终治法，亦与肺痈相同。但肺痈多实证，而此则每涉于虚，最易流入损途，其难治较甚于肺痈，或以其虚而漫指为肺痿，其实与前人所论痈、痿，均不相合。兹特表而出之，俾学者不至淆惑焉。

〇肺花疮，乃肺虚火炎，金受其戕，音哑咳呛，劳损之根，不易见效。

北沙参　元参　桑皮　杏仁　川贝　款冬花

失血门

○脉数，血不止，胃气大虚，胸中痞塞，大便常溏，是痞为虚痞，数为虚数。咳血三月，今忽冲溢，唇白面青，断非实火。大凡实火吐血，宜清宜降。虚火吐血，宜补宜和。古人谓：见痰休治痰，见血休治血。血久不止，宜以胃药收功。今拟一方，援引此例，未知有当高明否。

人参　扁豆　川贝　茯神　藕汁　京墨

诒按：此方于扶胃药中参以止血之意，固属正治。惟唇白面青，既见虚寒确据，似宜于此方中参入炮姜等温摄之品，以敛浮阳而止血也。

再诊：脉数退，血少止，药病相当，颇得小效。而反恶寒汗出者，盖血脱则气无所依，气属阳，主外卫，虚则不固，故恶寒而汗出，最怕喘呃暴脱，措手莫及，犹幸胸痞已宽，稍能容纳。仿血脱益气之例，经曰阳生阴长，是之谓耳。

人参　扁豆　五味子　炙甘草　炮姜　山药炒　鲜藕汁

诒按：此与前方同意，以恶寒故加炮姜。

三诊：血脱益气，昔贤成法。今血虽大止，而神气益惫，唇白面青，怕其虚脱，欲牢根蒂，更进一筹。

人参　扁豆炒　五味子　熟地砂仁拌，炒　附子秋石水炒　麦冬　冬术　炮姜　陈皮

伏龙肝汤代水。

诒按：伏龙肝未审何意。○此方大意亦与第一方相似，渐参温补之意，以防其虚脱故耳。

四诊：肝肾之气，从下泛上，青黑之色，满于面部，阴阳

离散，交子丑时防脱。勉拟镇摄，希冀万一。

人参　熟地　五味子　麦冬　茯神　坎气　肉桂　紫石英
青铅

诒按：此方急于固脱，故用药如是。

五诊：血止三日，而痰吐如污泥且臭，是胃气大伤，肺气
败坏，而成肺痿。痿者，萎也。如草木之萎而不振，终属劳损
沉疴，极难医治。《外台》引用炙甘草汤，取其益气生津，以救
肺之枯萎。后人遵用其方，恒去姜、桂之辛热。此证面青不渴，
正宜温以扶阳。但大便溏薄，除去麻仁之滑润可耳。

人参　炙甘草　麦冬　阿胶　生地　炮姜　肉桂　五味子
紫石英

诒按：痰如污泥，是必血液败腐，日久而然，并非肺痿。
惟所用炙甘草汤，养血滋液，尚与病情不背。愚意加入薏仁、
丹皮，略仿内痈治例，似乎稍合。

六诊：病势依然，仍从前方加减。

前方加重炮姜，再加制洋参。

诒按：以后方均是复脉加减。

七诊：连进炙甘草汤，病情大有起色，但咳呛则汗出，肺
气耗散矣。散者收之，不宜再兼辛热，当参收敛之品。

人参　熟地_{沉香末拌，炒}　炙甘草　阿胶　五味子　黄芪_{蜜炙}
罂粟壳_{蜜炙}　大枣

○久咳失血，精气互伤，连进滋培，颇获小效，但血去过
多，骤难充复。从来血证，肺肾两虚者，宜冬不宜夏。盖酷暑
炎蒸，有水涸金消之虑耳。今虽炎暑未临，而已交仲夏，宜与
生精益气，大滋金水之虚，兼扶胃气，则金有所恃。且精气生
成于水谷，又久病以胃气为要也。

洋参　麦冬　五味　熟地　生地　党参　黄芪　山药　炙草　陈皮　茯神　扁豆

诒按：层层照顾，可谓虑周藻密，方中拟再加百合、沙参。

再诊：血止胃稍醒，仍以原法为主。

前方加蜜炙粟壳。

另用白及一味为丸，每朝盐花汤送下三钱。

〇素患呕血，血止复发，现有胸痛，时时嗳气，舌苔白腻，脉细而迟。此胃中有瘀血，挟痰浊为患也。

旋覆花　郁金　杏仁　紫菀　瓜蒌仁　代赭石　茯苓　贝母　降香　枇杷叶

诒按：血证中之变例，拟加丹参、桃仁。

〇血色紫而有块，此属肝火乘胃，瘀凝上泛也。仿缪仲醇法。

鲜生地　大黄醋炒　阿胶蒲黄炒　丹皮炒　黑山栀　苏子　白芍　扁豆炒　降香　枇杷叶　藕汁

诒按：此肝火冲激于血络所致，最易留瘀致病，故用药如此。若再加茜根炭、三七，似于瘀血一面，更为着力。

〇始由寒饮咳嗽，继而化火动血。一二年来，血证屡止屡发，而咳嗽不已，脉弦形瘦，饮邪未去，阴血已亏，安静则咳甚，劳动则气升。盖静则属阴，饮邪由阴生也。动则属阳，气升由火动也。"阴虚痰饮"四字显然。拟金水六君同都气丸法，补肾之阴以纳气，化胃之痰以蠲饮，饮去则咳自减，气纳则火不升也。

生地海浮石拌，炒　半夏青盐制　麦冬元米炒　五味子炒　诃子　紫石英　丹皮炭　牛膝盐水炒　怀山药炒　蛤壳打　茯苓　青铅　枇杷叶蜜炙诒按：阴虚而兼痰饮，用药最难，须看其两不碍手处。

○去秋咳嗽，些微带血，已经调治而痊。交春吐血甚多，咳嗽至今不止，更兼寒热，朝轻暮重，饮食少纳，头汗不休。真阴大亏，虚阳上亢，肺金受烁，脾胃伤戕，津液日耗，元气日损，脉沉细涩，口腻而干，虚极成劳，难为力矣。姑拟生脉六君子汤，保肺清金，调元益气，扶过夏令再议。

洋参　沙参　麦冬　五味子　扁豆　制半夏　茯神　陈皮　炙甘草

另，枇杷叶露、野蔷薇露各一杯，冲服。

原注：生脉散保肺清金，六君子去术嫌其燥，加扁豆培养脾阴，土旺自能生金也。不用养阴退热之药，一恐滋则滑肠，一恐凉则妨胃耳。从来久病以胃气为本，经云有胃则生，此其道也。

诒按：此平正通达，调补方之久服无弊者。

○咳嗽内伤经络，吐血甚多，脉不数，身不热，口不渴。切勿见血投凉，法当益胃，拟理中加味。

党参元米炒　扁豆炒焦　炙甘草　炮姜　归身炭　血余炭　丹皮炭　白芍　杏仁　陈粳米　藕节

诒按：见识老到，立方精卓。

○内则阴虚有火，外则寒邪深袭。失血咳嗽，又兼三疟，病已数月，疟来心口酸痛，胸腹空豁难通。经云：阳维为病苦寒热，阴维为病苦心痛。此阴阳营卫之偏虚也。拟黄芪建中法，和中脏之阴阳，而调营卫，复合生脉保肺之阴，复脉保肾之阴。通盘打算，头头是道矣。

归身炭　炙甘草　大生地砂仁炒　五味子　鳖甲　黄芪　青蒿　沙参　白芍桂枝三分，拌，炒　阿胶　麦冬　煨生姜　红枣

诒按：正虚而兼有寒邪，故立方如是。

○肝胃不和，脘痛呕酸，兼以酒湿熏蒸于胃，胃为多气多血之乡，故吐出瘀血甚多，血止之后，仍脘中作胀，呕吐酸水。法宜调和肝胃，切戒寒凉。

制半夏　陈皮　茯苓　郁金　乌药　延胡　桃仁泥　炮姜炭　香附　鸡距子　苏梗

诒按：此与阴虚失血不同，更兼气阻湿郁，故用药如是。

○少阴水亏，阳明火亢，鼻血不止，拟玉女煎合四生饮法。

生地黄　鲜地黄　龟板　石膏　知母　元参　北沙参　怀牛膝　茜草炭　血余炭　茅根汁　侧柏叶汁　鲜荷叶汁　艾叶汁

诒按：案方俱精洁不支。

虚损门

○失血后，咳嗽音哑，气升则欲咳，乃肾虚不纳也。

熟地　阿胶　麦冬　沙参　川贝　紫石英　元参　藕

再诊：肾气稍纳，上气稍平，但咳尚未止，四肢无力，真阴与元气虚而不复。时当炎暑，暑、湿、热三气交蒸，虚体最易幻变，保养为上，用景岳保阴煎。

生地　熟地　天冬　麦冬　沙参　玉竹　川贝　五味子　紫石英　阿胶　东白芍

百合煎汤代水。

诒按：前方用紫石英以镇纳肾气，此方用百合以清保肺金。此用药谛当处，学者宜留意焉。

○历春、夏、秋三季，血证屡发，诊脉虚弱，形容消瘦，年方十七，精未充而早泄，阴失守而火升。异日难名之疾，恐犯褚氏之戒。治当滋水降火，须自保养为要。

生地　阿胶_{蒲黄炒}　麦冬　丹皮_炒　山药_炒　茯神　洋参　扁豆_炒　茜草根　莲肉　茅根　鲜藕

诒按：案语撷古籍之华，方亦清稳。

○先吐血，而后咳逆喘急，延及半载，寒热无序，营卫两亏，舌色光红，阴精消涸，不能右卧，为肺伤。大便不实，为脾伤。水落石出之时，难免致剧。

北沙参　茯苓　扁豆　玉竹　五味子　金石斛　川贝　百合　麦冬　功劳叶

诒按：上两案均属阴损已成之候，调治不易奏效。而此证大便不实，难进清滋，较前证更剧。然用药亦不过如此，少年自爱者，当慎之于早也。

○阳维为病苦寒热，阴维为病苦心痛。阳维维于阳，阳气弱则腹痛而便溏。阴维维于阴，营阴虚则心痛而舌红也。脉微形瘦，阴阳并损，损及奇经，当以甘温。

黄芪　桂枝　当归　炙甘草　白芍　川贝　陈皮　砂仁　鹿角霜

再诊：但寒不热，便溏脉细，肢体面目俱浮，悉属阳虚见象。惟舌红无苔，此属阴伤之候，但口不干渴，乃君火之色外露，治当引火归元。

附桂八味丸加鹿角霜、党参、冬术。

诒按：论病贯串，认证真切。至用药之浅深轻重，亦觉步步稳实。

○先后天俱不足，痰多鼻血，阴亏阳亢之征，纳少腹疼，木旺土衰之兆。是以年将及冠，犹如幼稚之形，面白无华，具见精神之乏。治先天，当求精血之属。培后天，须参谷食之方。久久服之，庶有裨益。若一曝十寒，终无济也。

六君子汤去半夏，加山药、扁豆、砂仁、黑芝麻、莲肉、陈粳米。

上药为末，米饮汤调服，或白洋糖汤、枣子汤调服亦可。

又，丸方，精不足者，补之以味，当求精血之属，治其肾也。

熟地　菟丝子　牛膝　白芍　龟板　杞子　山药　五味子　当归　杜仲　丹皮　黄柏　茯苓　鹿角胶　萸肉　天冬　泽泻

上药为末，用河车一具，洗净，煮烂，将药末捣和为丸。

诒按：煎、丸两方，亦寻常调补之法，好在培补先、后二天，选药精当，一丝不杂。

〇左寸关搏指，心肝之阳亢。右脉小紧，脾胃之虚寒，是以腹中常痛，而大便不实也。病延四月，身虽微热，是属虚阳外越。近增口舌碎痛，亦属虚火上炎，津液消灼，劳损何疑。今商治法，当以温中为主，稍佐清上，俾土厚则火敛，金旺则水生。古人有是论，幸勿为世俗拘也。

党参　於术　茯苓　甘草　炮姜　五味子　麦冬　灯心

诒按：此阴亏而虚火上炎之证也。方以理中合生脉法，温中清上，两面都到。所云土厚则火敛，金旺则水生，见理极精，非浅学所能学步。

〇北门之籥得守则阳气固，坤土之阳得运则湿浊化，湿浊化则津回，阳气固则精守，所嫌肌肉尽削。夫肌肉，犹城垣也。元气，犹主宰也。城垣倾颓，主宰穷困，是非大补元气不可。

人参　熟地　萸肉　杞子　杜仲　炙草　归身　山药　茯神　於术　陈皮　麦冬　半夏　苁蓉　谷芽炒

诒按：案语精切。〇此六君合景岳大补元煎之方也，脾肾两顾，用以填补则可，特嫌少灵光耳。

○脾肾两虚，而湿热又甚，虽腰疼梦泄，自汗盗汗，而口腻味甜，大便溏薄。肾阴虚而不充，脾阳困而不振，进求治法，只可先运脾阳。

茅术炒黑　干姜　熟地　山药　五味　牡蛎　党参　茯神枣仁　浮麦　红枣

诒按：此黑地黄丸加味，确合脾肾两补之法。○方中干姜宜炮黑用。

再诊：温运脾阳，补摄肾阴，仿缪仲醇双补丸法。

茅术制　炮姜　牡蛎　党参　茯苓　补骨脂　熟地　杜仲山药　首乌制　浮麦　五味子　红枣

三诊：脾阳稍复，肾阴仍弱，节交夏至，阳盛阴衰之候。大剂养阴，以迎一阴来复，兼化湿热，以调时令之气。

熟地　生地　党参　冬术　茅术制　黄柏盐水炒　茯神　麦冬　五味　牡蛎　龙骨　杜仲

消证门

○脉沉细数涩，血虚气郁，经事之不来宜也。夫五志郁极，皆从火化，饥而善食，小水澄，脚如脓，三消之渐，匪伊朝夕。然胸痛吐酸，肝郁无疑，肝为风脏，郁甚则生虫，从风化也。姑拟一方，平中见奇。

川连一钱，吴萸炒　麦冬三钱，姜汁炒　蛤壳五钱　建兰叶三钱鲜楝树根皮洗，一两

诒按：病属阴虚火旺，案中生虫一层，未免蛇足。

再诊：服药后，大便之坚且难者，化溏粪而易出，原属苦泄之功。然脉仍数涩，究属血虚而兼郁热，郁热日甚，藏阴日

铄，舌红而碎，口渴消饮，所由来也。月事不至，血日干而火日炽，头眩目花，带下，皆阴虚阳亢之见证。补脏阴为治本之缓图，清郁热乃救阴之先着，转辗思维，寓清泄于通补之中，其或有济耶？所虑病根深固，未易奏绩耳。

川连　黄芩　黑栀　生地　当归　阿胶　川芎　白芍　建兰叶

另，大黄䗪虫丸每早晚服五丸。

诒按：寓清于补，恰合病机。

三诊：诸恙皆减，惟内热未退，带下未止，经事未通，仍以前方增损。

川连　当归　洋参　白芍　女贞子　茯苓　生地　麦冬丹参　沙苑

四诊：经云二阳之病发心脾，不得隐曲，女子不月，其传为风消。风消者，火盛而生风，渴饮而消水也。先辈谓三消为火疾，久而不已，必发痈疽。余屡用凉血清火之药，职此故也。自六七月间，足跗生疽之后，所患消证又稍加重，其阴愈伤，其火愈炽。今胸中如燔，牙痛齿落，阳明之火为剧，考阳明之气血两燔者，叶氏每用玉女煎，姑仿之。

鲜生地　石膏　知母　元参　牛膝　川连　大生地　天冬麦冬　茯苓　甘草　枇杷叶

诒按：此亦消渴门中应有之证，不可不知。

○一水不能胜五火，火气燔灼，而成三消。上渴，中饥，下则溲多，形体消削，身常怕热。稚龄犯此，先天不足故也。

生地　北沙参　知母　花粉　石膏　甘草　麦冬　五味子牡蛎　茯苓　川连

诒按：稚年患此，多在炎暑之时，其证有兼见风痉烦躁者。

余尝以此法参用凉肝之品，以黄蚕茧煎汤代水，颇有效验。

诸郁门[①]

〇血虚而有瘀，气虚而有滞。血虚则心跳，血瘀则少腹结块，且多淋带，气虚故无力，气滞故胸胀满也。补而化之，调而理之。

党参　川芎　茯神　陈皮　川断　归身　香附　白芍　木香　砂仁　玫瑰花

诒按：补而不滞，畅而不克，此之谓调理。此等方看似寻常，其实颇费斟酌。

〇营虚气郁，营虚则内热，气郁则脘胀，法以养营舒郁。

丹参　香附　川贝　茯苓　归身　枣仁　陈皮　牛膝　首乌制　续断　砂仁　红枣

诒按：此虚实互治之法。

〇心胸觉冷，经事数月一来，食入则腹中胀痛，寒痰气郁，凝滞不通。当以辛温宣畅，遵熟料五积意。

半夏　茯苓　桂枝　苍术　白芍　川芎　丹参　归身　川朴　甘草　陈皮　枳壳　良姜

诒按：此照五积原方，去麻、桔、芷，加丹参，用药极其熨帖。

再诊：苦辛温通之剂，能调经散瘕，用之而效。益信古人言不妄发，法不妄立，在用者何如耳。

前方去良姜，加茺蔚子、砂仁。

---

① 门：惜余本脱，今据上科本补。

中　卷

呕哕门

○胃阳虚则水饮停，脾阳虚则谷不化。腹中漉漉，胸胁胀满，纳入辄呕酸水清涎，或嗳腐气。以温通法，崇土利水。

炮姜　陈皮　苍术　半夏　茯苓　熟附　白术　党参　泽泻　枳实　蔻仁　谷芽

诒按：中阳不运，痰湿易停，故用治中合二陈法。

○胃中素有酒湿，适因斗殴恼怒，引动肝胆之火，与胃中之痰相搏，致心跳少寐，食入则呕，两手脉沉，是气郁也，用温胆加味。

半夏　石菖蒲　陈皮　甘草　枳实　枣仁　茯神　鸡距子　竹茹_{姜汁炒}

诒按：既有木火内扰，则川连、栀、丹本不可少也。

再诊：温胆汤加沙参、川连、丹皮、旋覆花、黑栀、雪羹煎。

○坤土阳微湿胜，腹中不和，用平胃、理中合剂。

焦术　川朴　陈皮　炙草　党参　炮姜　茯苓　延胡

原注：方中横插延胡一味，想其中兼有瘀凝也。

诒按：立方老洁。

再诊：前投温中运湿，腹中呱呱有声，朝食则安，暮食则滞，卧则筋惕肉瞤，时吐酸水。中土阳微，下焦浊阴之气上逆，病成反胃。温中不效，法当益火之源。舍时从证，用茅术附子理中汤，合真武汤意以治之。

茅术　附子　炮姜　炙草　陈皮　茯苓　生姜

诒按：较前方深一层，是亦一定步骤。

〇朝食暮吐，完谷不化，病成反胃。始由寒疝，腹中结块，气从少腹上攻，胃脘作痛，吐酸而起。此中下之阳气不振，肝木侮脾，脾不磨化，幽门不通，大便艰涩，法以温运通阳。

鲜苁蓉_{漂淡，去甲，一两五钱}　半夏　陈皮　枳壳　沉香　柏子仁　桂心　牛膝　吴萸　干姜

〇腹中痛甚则有块，平则无形，每每呕吐酸水。此属中虚，阳气不运，当与大建中汤。

党参　蜀椒　干姜　金橘饼

诒按：简明切当，如老吏断狱。

〇反胃而兼浮肿，小便茎中微痛。此中焦阳气不运，而下焦有湿热也。

荸荠_{磨汁，三匙}　姜汁_{三匙}　韭根汁_{三匙}　藕汁_{三匙}　黄牛乳_{煎饮，两杯}

另用沉香末一钱、血珀一钱研末，分六服。

再诊：《内经》云：三阳结为之膈，三阴结为之水。此证反胃而兼浮肿，是三阴三阳俱结也。阴阳俱结，治法极难。前方用荸荠牛乳饮，调服沉香、血珀末，拨动其阴阳俱结之气，幸反胃之势已平，是其三阳之结已解。今腹满虽宽，而腿足之肿仍若，是三阴之结犹未解也。盖太阴无阳明之阳，少阴无太阳

之阳，厥阴无少阳之阳，则阴独盛于内，而阳气不通，阴气凝涩，膀胱不化，而水成焉。其脉沉细，盖重阴之象也。凡补脾崇土，温润通阳，如理中、肾气丸之属，固亦合法。然不若周慎斋和中丸之制，为尤妙，以其用干姜能回阳明之阳于脾，肉桂回太阳之阳于肾，吴萸回少阳之阳于肝，则三阳气胜，而三阴之结解，水自从膀胱出矣。

周慎斋和中丸

干姜二两，切片作四份：一份用人参五钱煎汤，浸拌，收干，炒黑；一份用青皮二钱煎汤，拌，炒黑；一份用陈皮三钱，煎汤，拌，炒黑；一份用苏叶二钱五分煎汤，拌，炒黑　肉桂去皮，一两，切片作四份：一份用益智仁一钱五分研，同煮收干；一份用泽泻二钱五分煎浓汤，同煮收干；一份用茴香一钱五分同煮收干；一份用补骨脂二钱五分研，同煮收干　吴萸五钱，作二份：一份用薏仁五钱煎汤，拌，炒；一份用青盐五钱煎汤，拌，炒黄　党参元米炒，一两　茯苓焙，一两　制半夏炒，一两　甜杏仁一两　茅术三钱，用米泔同浸，煮干，去茅术

上药为末，用神曲二两磨粉，煮糊，捣丸，每朝服一钱，暮服五分，用薏仁三钱、陈皮五分煎汤送下。

诒按：议论精当，方法亦清切灵活。此等方案，固自可法可传。○案中论病，颇合机宜。惟所解《内经》三阴三阳等语，却与经旨不合。

○气郁痰凝，胸中失旷，背寒脊痛，纳少哽噎，甚则吐出，膈证之根。

旋覆花　代赭石　桂枝　半夏　瓜蒌皮　薤白　杏仁　茯苓　竹茹

诒按：此证初起，痰气阻于上焦，故立方专从肺胃着意。以后五方，于用药层次，均能丝丝入扣。

再诊：诸恙仍然，痰稍易出。

桂枝　蒌皮　薤白　陈皮　鹿角　干姜　旋覆花　竹茹
枇杷叶

三诊：背为阳位，心为阳脏，心之下，即胃之上也。痰饮
窃踞于胃之上口，则心阳失其清旷，而背常恶寒，纳食哽噎，
是为膈证之根。盖痰饮属阴，碍阳故也。

川附　桂枝　薤白　丁香　杏仁　瓜蒌皮　白蔻　豆豉
神曲　旋覆花　竹茹　枇杷叶

四诊：服温通阳气之药，呕出寒痰甚多，未始不美。惟纳
食未顺，哽噎之势未和，膈证之根尚在。仍以温通，再观动静。

川附　桂枝　薤白　半夏　陈皮　瓜蒌皮　杏仁　桃仁
姜汁　白蜜　韭菜根汁

五诊：上焦吐者从乎气，中焦吐者从乎积。此纳食哽噎，
少顷则吐出数口，且多清水黏痰，是痰积在中焦故也。究属膈
证之根，勿得轻视。

瓦楞子　白芥子　莱菔子　苏子　旋覆花　桃仁　川附
半夏　陈皮　荜茇　姜汁　白蜜

诒按：此证因痰气两阻，故用药始终如是。

○疟后痰气阻滞，胃脘清阳不舒，气升作呃，纳食辄呕，
已经半月，防成膈证。且与仲景法，化痰镇逆。

旋覆花　赭石　干姜　半夏　香附　赤苓　丁香　柿蒂

诒按：方案俱简当可法也。

○据述病由丧子悲伤，气逆发厥而起。今诊左脉，沉数不
利，是肝气郁而不舒，肝血少而不濡也。右关及寸部，按之滑
搏，滑搏为痰火，肺胃之气失降，而肝木之气上逆，将所进水
谷之津液，蒸酿为痰，阻塞气道，故咽嗌胸膈之间，若有膹塞，

而纳谷有时呕噎也。夫五志过极，多从火化，哭泣无泪，目涩昏花，皆属阳亢而阴不上承之象。目今最要之证，乃胸膈咽噎阻塞，的系膈气根萌。而处治最要之法，顺气降火为先，稍参化痰，复入清金，金清自能平木也。

苏子　茯苓　半夏　枳实　杏仁　川贝　沙参　橘红　麦冬　海蜇　竹茹　荸荠

原注：此七气汤、温胆汤、麦门冬汤三方增减，降气化痰，生津和胃。大抵病起于肝，戕及肺胃，故立方当从肺胃为主。

诒按：细勘病机，斟酌虚实，立方似觉平淡，实已惨淡经营。

○七情郁结，痰气凝聚，胸膈不利，时或呕逆，证将半载，脾气大虚。前方四七、二陈，降气化痰，舒其郁结。今再参入理中，兼培中土，治标兼固本也。

四七汤夏、朴、苓、苏、姜、枣合二陈汤，理中汤加丁香、木香、蔻仁。

诒按：此证痰气两层，必须兼到。

○操劳抑郁，营虚火亢，胃液枯槁，饮食哽噎，嗌中一条如火之焚，有时呱呱作声，此气火郁结使然也。病关情志，非徒药力可瘳，宜自怡悦。

旋覆花　赭石　沙参　黑栀　茯苓　川贝　神曲　麦冬　甜杏仁　竹茹　枇杷叶

诒按：立方轻清稳适，缘病在上膈，且属气火无形，固非可以重剂邀功者也。○方中焦曲可去之。

再诊：气火上逆，咽喉不利，痛至胸脘，饮食哽噎，呱呱有声，膈证已成，图之非易。况年逾六旬，长斋三十载，胃液枯槁，草木无情，何能使之濡润？宜自开怀怡悦为佳。

前方加洋参、半夏。

〇胃汁干枯，肠脂燥涸，所进饮食，尽化为痰，不生津血，是以纳食则吐，而痰随吐出。膈证之根渐深，高年静养为宜。

鲜苁蓉一两　茯苓　陈皮盐水炒　枳壳　青盐半夏　当归酒炒沉香磨冲

诒按：此病已深，用药虽合，未必能愈矣。

再诊：津枯气结噎膈，苁蓉丸是主方。

前方加柏子仁炒、雪羹煎。

每日用柿饼一个饭上蒸软，随意嚼咽。

〇吐血后呃逆，作止不常，迄今一月，舌苔白腻，右脉沉滑，左脉细弱。其呃之气，自少腹上冲，乃瘀血挟痰浊，阻于肺胃之络，而下焦相火随冲上逆，鼓动其痰，则呃作矣。病情并见，安可模糊，若捕风捉影，无惑乎其不效也。今酌一方，当必有济，幸勿躁急为要。

半夏　茯苓　陈皮　当归　郁金　丁香柄　水红花子七分柿蒂二个　藕汁　姜汁

另，东垣滋肾丸一钱，陈皮生姜汤送下。

诒按：用煎剂以通肺胃之络阻，用丸药以降冲逆之相火，思路精细，自然熨帖。

〇纳食辄呕清水、涎沫、米粒，病在胃也。曾经从高堕下，胁肋肩膊时痛，是兼有瘀伤，留于肺胃之络，故呕有臭气。拟化瘀和胃，降逆止呕为治。

旋覆花　归须　郁金　杏仁　半夏　丹皮　楂炭　茯苓橘红　蔻仁

诒按：此属初起轻浅之剂，病深者尚宜加重。

伏气门

〇舌干而绛，齿燥唇焦，痰气喘粗，脉象细数。无形之邪热熏蒸于膻中，有形之痰浊阻塞于肺胃，而又津枯液燥，正气内虚，恐有闭厥之变。拟化痰涤热，以治其标，扶正生津，以救其本，必得痰喘平，神气清，庶几可图。

羚羊角　鲜生地　元参　葶苈子　旋覆花　代赭石　苏子　杏仁　川贝　沉香　竹沥　姜汁　枇杷叶　茅根肉

另，滚痰丸三钱，人参汤送下。

诒按：虚实兼到，立方颇为详尽。〇方中药品已多，苏子、旋、赭可以去之。

再诊：头汗淋漓，痰喘不止，脉形洪大，面色青晦，舌红干涸，齿板唇焦。此少阴阴津不足，阳明邪火有余，火载气而上逆，肺不降而为喘，证势险危，深防厥脱。勉拟救少阴之阴，清阳明之火，益气以收其汗，保肺以定其喘，转辗图维，冀其应手为妙。

大生地海浮石拌，炒　洋参　五味子　牛膝　麦冬　石膏　炙草　桑皮　川贝

陈粳米煎汤代水。

另用人参一钱煎汤，冲服。

原注：此玉女煎合生脉散，盖温病以救阴为急也。

诒按：前后三案，均有齿垢唇焦见证，其胃腑中有垢热可知。用玉女法清胃救肾，大致亦合。若于中稍参泄热之意，则见效更速矣。〇方中五味酸敛，炙草、粳米甘腻，均不相宜。

三诊：头汗稍收，痰喘稍平，脉大稍敛，但气仍急促，而

心中烦躁，舌红干涸，齿垢唇焦。津液犹未回，虚阳犹未熄，上逆之气犹未下降，虽逾险岭，未涉坦途。现今心腹似有透痦之象，是亦邪之出路。仍拟救少阴，清阳明，再望转机。

洋参　北沙参　元参　大生地蛤壳拌，炒　鲜生地　五味子　麦冬　牛膝　豆卷　通草　竹叶　枇杷叶

陈粳米煎汤代水。

诒按：此与前方同意。

四诊：阴津稍回，气火未平，仍宜步步小心，勿致变端为幸。

沙参　洋参　元参　生地　麦冬　鲜石斛　茯神　泽泻　石决明　天竹黄　芦根

诒按：仍以养阴之法收功。

〇温邪袭肺，肺失清肃，湿夹热而生痰，火载气而上逆，喘息痰嘶，舌干口腻。昨日之脉，据云弦硬，现诊脉象，小而涩数，阴津暗伤，元气渐馁，颇有喘汗厥脱之虑。夫温邪病隶手经，肺位最高，治宜清肃，痰随气涌，化痰以降气为先，气因火逆，降气以清火为要。姑拟一方，备候酌夺。

鲜斛　射干　杏仁　象贝　沙参　冬瓜子　桑皮　苏子　沉香　芦根　竹沥　枇杷叶　姜汁

原注：凡时证之脉，先大而后渐小，先强而后变弱，其热不退，而病反增者，必死。〇此死证也，无能为力，立方用药，无甚深意。

诒按：此要诀也，最须记好。〇初病之脉硬大者，邪正相搏也。转为弱小，正气馁矣。而病象不退而反增，正气不能敌邪也。病日进而正日亏，不死何待？

〇温邪五日，舌苔干黄，壮热无汗，胸腹板满硬痛，手不

可近，此属结胸。烦躁气促，口吐涎沫，防其喘厥。

瓜蒌仁　川连　枳实　柴胡　黄芩　元明粉　葶苈子　杏仁　豆豉　黑栀　大黄　皂荚子

原注：凡结胸证，最忌烦躁气促。此大柴胡、大小陷胸、栀豉汤合剂。

诒按：葶苈治痰喘之属实者，若身不热而脉微者，忌之。

再诊：下后结胸之硬满已消，而烦躁昏狂略无定刻，舌苔干燥，渴欲饮冷，壮热无汗，邪气犹留于气分。以苦辛寒清里达表，冀其战汗无变为幸。

豆豉　黑栀　黄芩　石膏　生草　石菖蒲　赤苓　天竹黄

另，益元散五钱，薄荷汤送下。

诒按：此三黄石膏汤合栀豉、鸡苏散也。幸其壮热无汗，可冀战汗。若汗出而仍壮热，则内陷矣。

三诊：战汗已得，脉静身凉，邪已解矣。舌黄未去，胃中余浊未清，尚宜和化。

豆豉炒香　黑栀　川贝炒　枳壳麸炒　连翘　赤苓　滑石　通草　竹茹

原注：凡战汗后，脉静身凉，用方大法，不外乎此，总以和胃气，化湿热为主。

〇胸闷头痛，寒热往来，邪在少阳。有汗，热仍不解，是伤于风也。舌心苔薄，边色干红，阴亏之体，邪未外达，而津液暗伤，渐有化燥之象。证经七日，中脘拒按，似欲大便，而不得出，少阳之邪，传及阳明，胃气将燥实矣。防其谵语，拟少阳、阳明两解法治之。

柴胡　黄芩　半夏　枳实　甘草　瓜蒌仁　豆豉　黑栀　桔梗　竹茹

另，滚痰丸一钱五分。

诒按：温邪深伏者，往往有汗不解，未必皆因于风也。〇少阳、阳明合病，是大柴胡证，想因将燥未燥，故不用大黄，稍用滚痰丸以示意也。

再诊：得汗得便，邪有松达之机，是以胸闷、心跳、烦懊等证悉除，而头痛略减也。虽自觉虚馁，未便多进谷食，亦未可即投补剂，但和其胃，化其邪可耳。

豆豉炒香　豆卷　半夏　川贝炒　陈皮　赤茯神　郁金　石斛　通草　竹茹

诒按：方极妥洽。

三诊：得汗得便之后，用和胃化邪法，一剂颇安，两剂反剧。良以畏虚，多进谷食，留恋其邪，不能宣化，郁于心胃之间，湿蕴生痰，热蒸液烁，遂见烦躁、恶心、错语等证。两手寸关脉细滑数，两尺少神，舌边干红，心苔黄腻。皆湿热郁蒸、将燥未燥、欲陷未陷之象。当此阴亏之体，能不虑其内陷乎？拟导赤、泻心各半法，生津化浊，和胃清心。

犀角　川连　半夏　枳实　赤苓　鲜石斛　连翘　橘红　黑栀　生草　通草　郁金　竹茹　芦根

另，万氏清心丸六分。

诒按：推论病原，未尝不细意研求。但伏温之邪，每多一层解后，停一二日再透一层，且每有后一层之邪，更甚于前者，此证乃第二层之邪发作耳。观后数案，病情自明。若谓谷食恋邪，与以后病情不合矣，且不至有如此重候也。〇查万氏原方中，山栀、川连、郁金均已入煎剂，所少者牛黄一味耳，且似此病情，可不必加用。

四诊：证交十二日，身热不扬，神昏，舌短，苔霉。邪入膻中，闭而不达。急急清泄芳开，希冀转机为妙。

犀角　鲜生地豆豉四钱，同打　连翘　元参　牛蒡子　枳实
郁金　天竹黄　石菖蒲　鲜石斛　鲜薄荷根　芦根

另，紫雪丹五分。

诒按：此案病情，大是可危。

五诊：神情呼唤稍清，语仍不出，邪欲达而未达也。胸胁红点稍现，迹稀不显，斑欲透而未透也。口臭，便秘，矢气，阳明燥实复聚也。舌短心焦边绛，膻中邪火方炽也。芳香开泄之中，参以生津荡实，竭心力而图之，冀挽回于万一。

前方加沙参、生地、大黄、元明粉。

诒按：服此方后，想已得有大解，气分之邪热得泄，故下方专于清营。

六诊：口臭喷人，胃火极甚，斑疹虽见，透而未足，目赤神糊，脉洪口渴，急速化斑为要。古法化斑以白虎为主，仍参入犀、地清营解毒，再复存阴，又适合玉女煎法，未知能应手否？

鲜地豆豉同打　石膏薄荷头同打　犀角　天竺黄　知母　人中黄　麦冬　沙参　洋参　大生地　石菖蒲　芦根

诒按：此方与后方如仍加大黄，以通胃腑，则伏热得泄，可免后来许多周折。

七诊：目能识人，舌能出口，证势渐有生机，法以大剂存阴，冀其津回乃吉。

大生地　洋参　麦冬　鲜地　鲜斛　元参　北沙参　犀角
石膏　生草　蔗汁

诒按：至此始有转机，亦险矣哉。

八诊：黑苔剥落，舌质深红，阴津大伤，燥火未退，左脉

细小，右脉洪数，是其征也。此际阴伤火旺，少阴不足，阳明有余。惟景岳玉女煎最合，一面泻火，一面存阴，守过三候，其阴当复。

鲜生地　石膏　元参　洋参　知母　生草　大生地　沙参黑栀　连翘　芦根

诒按：有形之垢已去，无形之热犹存，用药仍宜虚实兼顾，不敢稍忽也。

九诊：频转屎气，咽喉干燥，燥则语不出声。此阳明燥火熏蒸，津不上承，重救其阴，兼通其腑，再商。

大生地一两　鲜生地一两　沙参一两　麦冬三钱　海参二两元参五钱　大黄酒浸，三钱　元明粉三钱　生草四分

诒按：此吴鞠通增液承气法也。因腑中垢热又聚，故用药如此。〇如前第六、七方中，仍兼大黄用之，则无此波折矣。海参腥秽，不堪入口，拟去之，仍加洋参、石斛。

十诊：下后阴液未回，急当养阴醒胃。

大生地　洋参　茯苓　橘红　麦冬　石斛　北沙参　元参谷芽　蔗皮

十一诊：耳聋无闻，舌干难掉，阴津大伤，用复脉法。

大生地　阿胶川连末拌，炒　麦冬　洋参　炙甘草　元参鸡子黄

诒按：热去阴伤，此后可专意养阴矣。然耳聋未聪，则阴经尚有余热未泄也。

十二诊：叠进滋阴大剂，生津则有余，泻火则不足。今交三候，齿垢退而复起，神色已清，非阴之不复，乃燥火未清耳。贤者观过知仁，智者见微知著。今当转笔，法取轻清。

洋参　枳壳麸炒　川贝　橘红盐水炒　枣仁猪胆汁炒　赤苓

川连盐水炒　竹茹　雪羹煎

诒按：此方用意不甚亲切，缘此时仍宜养阴泄热，两层兼到，方合病机。

十三诊：诸恙向安，每啜稀粥，必汗出沾濡，非虚也，乃津液复而营气敷布周流也。小便涩痛，余火未清，惟宜清化而已。

冬瓜仁　甜杏仁　鲜石斛　黑栀　甘草梢　生谷芽　通草

诒按：小便涩痛，宜参导赤各半法，加生地、木通、连、柏。

十四诊：病退之余，日间安静，至夜发热神糊，乃余热留于营分也。小便热痛，心火下趋小肠。仿病后遗热例，用百合知母滑石汤合导赤散。

鲜生地　木通　甘草梢　竹叶心　川百合　知母　滑石

泉水煮汤煎药。

诒按：病后余波，亦题中应有之义，方亦轻清合度。

○伏邪挟积，但热不寒，头痛鼻血，便泄稀水。表里两窒，而热甚于里，拟清里解表法。

葛根芩连汤加豆豉、连翘、枳实、黑栀。

原注：鼻血，便泄稀水，知其为热。不用犀角者，其舌苔白也。不用大黄者，其脘腹按之不痛也。

诒按：此证专意解表，想因未得汗解故也。

○阴虚挟湿之体，感受时令风邪，初起背微恶寒，头略胀痛，欲咳不爽，发热不扬，舌苔白腻，大便溏泄，此其常候也。峻投消散，暗劫胃津，以致饥而欲食，嗜卧神糊，呃忒断连，斑疹隐约，证方八日，势涉危机。阅周先生方，洵称美善，鄙意僭加甘草一味以和之，其生津补中之力，未始非赞襄之一助也。若云甘能滋湿，甘能满中，孰不知之，须知苔薄白而光滑，胸不满而知饥，乃无形湿热已有中虚之象。此叶氏所以深戒苦辛消克之剂也，幸知者察焉。

牛蒡子　石菖蒲　前胡　橘红　郁金　桔梗　天竺黄　刀豆子　神曲　连翘　甘草　薄荷　竹茹　枇杷叶

诒按：审证精细，论亦透澈。〇苔白滑而光亮无津，此湿蕴津伤之候，专投香燥，每每涸液增变。案中议论，洵属阅历之言。

再诊：证逾旬日，的系温邪挟湿，病在气营之交。苔白腻而边红，疹透点而不爽，寐则谵语，寤则神清，呃声徐而未除，脉象软而小数。周先生清营泄卫，理气化浊，恰如其分，僭加一二味，仍候主裁。

犀角　天竺黄　川连_{盐水炒}　橘红　鲜薄荷根　连翘　牛蒡子　通草　柿蒂　青盐半夏　丁香　竹茹　茅根　枇杷叶

三诊：热处湿中，神蒙嗜卧，呼之则清，语言了了。验舌苔之白腻，参脉象之软数，知非热陷膻中，乃湿热弥漫于上焦，肺气失其宣布耳。呃尚未除，胃浊未化，拟从肺胃立法。

旋覆花　代赭石　冬瓜子　射干　杏仁　川贝　桔梗　郁金　橘红　沙参　通草　竹茹　茅根　枇杷叶

诒按：论病亲切。〇此时若误认入营，而投清营之品，则邪机愈遏而增病矣。〇以中虚阴弱之体，患温邪挟湿之病，过投辛燥则阴涸，过与消克则中伤。若回护其虚，又恐助浊增病，此等证用药最难。观前后六案，论病亲切，用药清灵，疏邪扶正，虚实兼顾，自非老手不办。

四诊：呃忒已除，舌苔稍化，欲咳不扬，仍以前法加减。

前方去赭石，加蛤壳、赤苓、雪羹煎。

五诊：前方去旋覆花、射干、桔梗，加豆卷。

六诊：便泄数次，黏腻垢污，胃浊以下行为顺，未始不美，故连日沉迷嗜卧，昨宵便惺惺少寐，但少寐则神烦，自觉有不安之象，且屡起更衣，愈觉倦乏不堪耳。今便泄未止，舌苔仍白，身热已和，酒客中虚湿胜。拟和中化浊，仿子和甘露饮。

野於术　洋参　赤苓　泽泻　滑石　藿香　鸡距子　葛花
木香　橘红　通草　竹茹

七诊：病已退，湿未楚，前方加减。

前方加参须、神曲、谷芽。

○凡证于阴阳虚实疑似之间，最当详审。此证音低神倦似虚，而便泄臭水，中脘按痛，实也。肢冷脉细似阴，而小便热痛，阳也。至于舌白谵语，乃痰蒙火郁之征。而日暮烦躁，为阴虚阳盛之兆。鄙意百般怪证，多属乎痰，痰蒙火郁，清化不解，须从下夺。即使正虚，而虚中夹实，亦当先治其实耳。

羚羊角　天竺黄　石菖蒲　胆星　鲜石斛　茯神　橘红
郁金　竹沥　姜汁

另，滚痰丸。

诒按：议论明快，立方切实，的是此道中高手。

再诊：风火炽盛，痰迷窍络，神昏不语，耳聋目张，痉厥之兆立至。证届两候，正在关节之期。勉拟一方，以尽人事。

犀角　羚羊角　鲜石斛　鲜生地　石决明　茯神　天竺黄
石菖蒲　元参　胆星

三诊：无形之风火鸱张，故神识昏蒙不醒，而有形之痰浊上泛，故舌苔反见浊厚。清开不应，拟进苦泄，再望转机。

川连　枳实　胆星　半夏　石决明　橘红　赤苓　滑石
竹沥　姜汁　羚羊角

另，当归龙荟丸。

四诊：有汗发痉，谓之柔痉。痉盛神昏，风淫火炽极矣。夫内风多从火出，欲息其风，先须清火，欲清其火，必须镇逆。考古有风引汤一法，多用石药，其原论云：痉发不止，医不能疗，风引汤主之。良由风火炽盛，草木诸药不能平旋动之威，非用石药之剽悍滑疾者，不足以胜之，故曰医不能疗也。病极凶危，医宜尽力，其然其否，尚祈高明裁正。

石膏　寒水石　紫石英　灵磁石　紫蛤壳　滑石　石决明
生地砂仁拌，炒　阿胶赤石脂拌，炒　钩钩　牛膝炭　竹沥　姜汁

论按：叠进清火豁痰三方，而病势未平，仍有昏痉之状，不得已而出此方。窃思温邪乃伏气内发之病，每多已发之邪，化热而为痉厥。未发之邪，仍旧郁伏不动。及外一层，经清化而解，然后内伏之邪，再逐层外露。故于清化之后，再用透托者有之，再用下泄者有之，再用清营通络者亦有之。此证病情如此，疑其尚有伏邪在内所致。《金匮》风引汤所治之证，究与时邪发痉之证有别，姑存之，以备一法可也。

〇素有肝胃病，适挟湿温，七日汗解，八日复热，舌灰唇焦齿板，口渴欲得热饮，右脉洪大数疾，左亦弦数，脘中仍痛，经事适来。静思其故，假令肝胃病，木来乘土，气郁而痛，若不挟邪，断无如此大热。又大便坚硬而黑，是肠胃有实热，所谓燥屎也。考胃气痛门，无燥屎证，惟瘀血痛门，有便血，而此证无发狂妄喜之状，又断乎非蓄血也。渴喜热饮，疑其有寒似矣，不知湿与热合，热处湿中，湿居热外，必饮热汤，而湿乃开，胸中乃快，与真寒假热不同。再合脉与唇观之，其属湿温挟积无疑。《伤寒大白》云：唇焦为食积。此言诸书不载，可云高出千古。

豆豉　郁金　延胡　山栀　香附　瓜蒌皮　连翘　赤苓

竹茹

外用葱头十四个，盐一杯，炒热熨痛处。

原注：病本湿温挟食，交候战汗而解。少顷复热，为一忌；汗出而脉躁疾者，又一忌；适值经来，恐热邪陷入血室，从此滋变，亦一忌。故用豆豉以解肌，黑栀以清里，一宣一泄，祛表里之客邪；延胡索通血中气滞，气中血滞，兼治上下诸痛；郁金苦泄以散肝郁，香附辛散以利诸气，二味合治妇人经脉之逆行，即可杜热入血室之大患；瓜蒌通腑；赤苓利湿；加竹茹、连翘，一以开胃气之郁，一以治上焦之烦；外用葱、盐热熨，即古人摩按之法，相赞成功。

诒按：此等证最易混淆，案语层层搜剥，可谓明辨以晰。惟既见挟积，方中似应加用枳实、山楂。〇此证汗解复热，凡伏气发温，逐层外出之证，往往有此，不必疑其别有他邪也。用药两疏表里，大致亦合。惟既见舌灰唇焦，则中焦有浊积无疑，疏里之药，尚宜加重。倘苔灰而燥，即大黄亦可用也。

再诊：服药后，大便一次，色黑如栗者数枚，兼带溏粪，脘痛大减，舌霉唇焦俱稍退。原为美事，惟脉数大者，变为虚小无力，心中觉空，是邪减正虚之象，防神糊痉厥等变。今方九日，延过两候乃吉。

香豉　青蒿　沙参　赤芍　川贝　郁金　黑栀　竹茹　稻叶　金橘饼

诒按：大解后热平，脉转弱小，倘内伏之热邪已净，或稍有余热而不甚重，则从此各候俱平，只须清养而已。若停一二日，伏邪再炽，则脉随病变，或仍转数大，亦未可知。若热势盛而脉虚小，是邪盛正虚之重候，仍当随见证治之，不得以九日两候等语为凭也。

暑病门

○素有痰饮咳嗽，今夏五月曾经吐血，是肺受热迫也。兹者六七日来，伏暑先蕴于内，凉风复袭于外，病起先寒栗而后大热，热势有起伏。表之汗不畅，清之热不退，所以然者，为痰饮阻于胸中，肺胃失其宣达故也。夫舌色底绛，而望之黏腻，独舌心之苔，白厚如豆大者一瓣，此即伏暑挟痰饮之证，而况气急痰嘶乎？据云廿六日便泄数次，至今大便不通，按腹板室，却不硬痛，小水先前红浊，今则但赤不浑。此乃湿热痰浊聚于胸中，因肺金失降，不能下达膀胱，故湿浊不从下注，而反上逆，为痰气喘嗳之证也。病机在是，病之凶险亦在是。当从此理会，涤痰泄热，降气清肺，乃方中必需之事，但清肃上焦，尤为要务耳。

葶苈子　枳实　郁金　杏仁　羚羊角　川贝　胆星　连翘
赤苓　竹沥　姜汁　枇杷叶　滚痰丸绢包入煎

诒按：案语精当，方药亲切，迥殊率尔操觚。

○暑乃郁蒸之热，湿为濡滞之邪。暑雨地湿，湿淫热郁，惟气虚者受其邪，亦惟素有湿热者感其气。如体肥多湿之人，暑即寓于湿之内。劳心气虚之人，热即伏于气之中。于是气机不达，三焦不宣，身热不扬，小水不利，头额独热，心胸痞闷，舌苔白腻，底绛尖红，种种皆湿遏热伏之征，显系邪蕴于中，不能外达。拟以栀豉上下宣泄之，鸡苏表里分消之，二陈从中以和之，芳香宣窍以达之，冀其三焦宣畅，未识得奏微功否。

六一散　黑栀　薄荷　豆豉　半夏　陈皮　石菖蒲　赤苓　郁金　蔻仁　通草　竹茹　荷梗

诒按：议论亲切，用药得轻、清、灵三字之妙。

再诊：形体丰肥者必多湿，肌肉柔白者必气虚。况暑病必有湿邪遏伏，中气受戕。前用微苦微辛，宣通三焦，服后大便通调，胸中宽畅，原得小效，要知湿性濡滞，本难霍然即愈。若用辛雄燥湿，苦寒泄热，是亦一法，然恐非肥白气虚者所能胜任。拙见仍守前法，毋存欲速之心，反致耗气之弊，惟高明裁之。

前方去薄荷，加杏仁。

三诊：白苔渐退，而舌心反见裂纹，是湿转燥矣。不饥不思食，小便仍不爽利，余热犹滞，三焦之气，未尽宣达也。三焦者，一气之周流，而各司其职，上焦主纳而不出，下焦主出而不纳，中焦则输其出纳。清阳出上窍，浊阴走下窍，三焦自协于平。今议从中升降其上下，所谓升降者，亦升其清而降其浊耳。

葛根　杏仁　赤苓　陈皮　紫菀　薏仁　川贝炒黄　泽泻
血珀　竹茹　大麦　稻叶

○外有寒热起伏之势，里有热结痞痛之形，上为烦懊呕恶，下则便泄溏臭。此新邪伏邪，湿热积滞，表里三焦同病也，易至昏呃变端。拟从表里两解，佐以芳香逐秽，冀其转机为妙。

柴胡　瓜蒌仁　黄芩　半夏　赤芍　蔻仁　枳实　石菖蒲
大黄　川连　郁金

诒按：颇合病机，药品亦切实不肤。

再诊：投两解法，得汗得便，竟得安然两日。昨已起床照镜，启窗看菊，须臾之间，渐渐发热，热甚神糊，两目上视，几乎厥脱。迨至黄昏，神识渐清，热势渐减，然脉沉不起，据述热时舌色干红，热退舌色黄腻。此乃湿遏热炽，将燥未燥，但阳证阴脉，相反堪虞。勉议河间甘露饮子，于涤热燥湿之中，更借桂以通阳，苓以通阴，复入草果祛太阴湿土之寒，知母清阳明燥金之热，未识得奏肤功否。

寒水石　石膏　茯苓　泽泻　茅术　桂枝　葱白头　猪苓　草果　知母　姜汁

诒按：此是正气已衰，余邪复聚之证。所拟之方，大致颇合，但嫌药味粗犷，未能丝丝入扣耳。

○年过花甲，病逾旬日，远途归家，舟舆跋涉，病中劳顿，雪上加霜，欲询病原，无从细究。刻诊脉象沉糊，神识蒙昧，舌强色白，中心焦燥，身热不扬，手足寒冷，气短作呃，便泄溏臭。凭理而论，是属伏邪挟积、正虚邪陷之象。深恐有厥脱之虞，勉酌一方，还祈明正。

人参　大黄　附子　柴胡　半夏　茯苓　陈皮　黄芩　丁香　当归　枳实　柿蒂　泽泻　竹茹

诒按：虚寒积热，层层照顾，处处着力。此等方非学力极深者不能下笔。

再诊：证势尚在险重，拟方再望转机。

柴胡　桂枝　人参　白芍　半夏　川连姜汁炒　枳实　丁香　橘皮　炙草　蔻仁　竹茹

三诊：伏暑化燥，劫津动风，舌黑唇焦，鼻煤齿燥，神识昏糊，手指牵引，今早大便自通，据云病热略减，然两脉促疾无伦，阴津消涸，邪火燎原，仍属险象。

鲜生地　鲜石斛　犀角　元参　钩钩　连翘　天竹黄　北沙参　通草　芦根　竹叶　羚羊角　六一散　枇杷叶

另，珠黄散冲服。

诒按：幸得大便自通，尚有一线生机。

○伏暑为病，湿热居多。阴虚之体，邪不易达，此其常也。然就阴虚而论，大有轻重之分。须知此证，虚亦不甚，邪亦不多。即据耳鸣眩悸，苔浊胸痞，微寒微热，脉形弦数，立方未便着手，大补亦不可重剂，攻邪但得脉情无变，可保无虞。慎勿徒自惊惶，反增他变。

洋参　茯神[辰砂拌]　甘菊　蔻仁　陈皮　青蒿　钩钩　刺蒺藜　半夏　秫米　豆卷　竹茹

诒按：不沾沾于补虚，不斤斤于泄邪。而所用药品，按之证情，无不丝丝入扣。所谓成如容易却艰辛，非学识两深者不易办此。

○余邪余积虽留恋而未清，元气元阴已耗损而欲竭。暂停苦口之药，且投醒胃之方，化滞生津。忌夫重浊，变汤蒸露。法取轻清，效东垣而化裁，希弋获以图幸。

清暑益气汤加荷叶、稻叶。

蒸露一日，温饮四五小杯。

诒按：伏暑久淹，正虚邪恋，胃弱不胜重药者，此法当仿。

疟疾门

○伏邪挟积，阻塞中宫，疟发日轻日重，重则神糊烦躁，起卧如狂。此乃食积蒸痰，邪热化火，痰火上蒙，怕其风动痉厥，脉沉实，而舌苔黄，邪积聚于阳明。法当通下，仿大柴胡例。

柴胡　黄芩　川朴　枳实　瓜蒌仁　半夏　大黄

诒按：脉舌与证合参，大柴胡是的对之药。

再诊：下后热净神清，竟若脱然无恙。惟是病退太速，仍恐变幻莫测，拟方再望转机。

川连姜汁炒　半夏　陈皮　豆豉　黄芩　枳实　瓜蒌仁　郁金　神曲　竹茹

原注：病退太速，仍恐变幻，老炼之言宜省。凡下后方法，总以泻心加减，仍用瓜蒌、枳实，想胸痞未舒，舌苔未化耳。

三诊：昨日疟来，手足寒冷，即时腹中气胀，上塞咽喉，几乎发厥，但不昏狂耳。此乃少阳疟邪，挟内伏之痰浊，上走心胞，为昏狂。下乘脾土，为腹胀。前日之昏狂，病机偏在阳明，故法从下夺。今腹胀，舌白，脉细，病机偏在太阴，法当辛温通阳，转运中枢为要矣。随机应变，急者为先，莫谓用寒用热之不侔也。

干姜炒黄　陈皮　茯苓　草果　熟附　川朴　蔻仁　槟榔丁香　通草

原注：前方用寒，后方用热，随证用药，转换敏捷，不避俗嫌，的是一腔热血。

诒按：此人必中气素虚，故痰浊乘虚上僭也。

四诊：投果附、达原、神香、二陈合剂，服药后，喉中汩汩有声，上逆之气即平，腹胀遂松。今脉缓大，神气安和，腹中微觉胀满，痰多黏腻，脾脏阳气虽通，寒湿痰涎未化。仍从前法，轻减其制。

前方去附子、槟榔，加大腹皮、半夏。

五诊：腹中之气稍平，湿热余邪未尽。所以微寒微热，仍归疟象，头胀身疼，知饥能食。法拟疏化，兼调营卫。

青蒿　豆卷　半夏　陈皮　谷芽　秦艽　神曲　茯苓姜　枣

○陈无择云：疟家日久，必有黄痰宿水，聚于胸腹膈膜之中，须得脾土旺而后宿水自行，元气复而后湿痰自化。余见久疟有泄水数次而愈者，即宿水自行之效也。

六君子汤加炮姜、木香、神曲、砂仁。

诒按：前曾见治老疟之法，用逐痰泻水之药，入鸡子中煮服，得泄黄水即愈。其意与此正同，但用药有虚实之分耳。

○三疟久延，营卫两伤，复因产后，下焦八脉空虚。今病将九月，而疟仍未止，腹中结块偏左。此疟邪留于血络，聚于肝膜，是属疟母，淹缠不止，虑成疟劳。夏至在迩，乃阴阳剥复之际，瘦人久病，最怕阴伤。趁此图维，迎机导窾，和阳以生阴，从产后立法，稍佐搜络，以杜疟邪之根。

制首乌　杞子　地骨皮　当归　白芍桂枝炒　冬术　川芎
青皮　香附　乌梅

另，鳖甲煎丸。

原注：用四物汤去地，换首乌，从产后血分立脚。

再诊：疟久结癖，夏至前投和阳生阴，通调营卫，参入搜络方法。节后三疟仍来，但热势稍减，癖块略小，然口渴心悸，营阴大亏，情怀郁勃，多致化火伤阴。木曰曲直，曲直作酸，疟来多沃酸水，盖肝木郁热，挟胃中之宿饮，上泛使然。夫养营阴，须求甘润，理肝郁，必用苦辛。久疟堪截，癖块宜消，惟是体虚胃弱，诸宜加谨为上。

党参　鳖甲醋炒　当归　茯神　枣仁　香附　川连吴萸炒
冬术　陈皮　牡蛎　三棱醋炒

诒按：因病化裁，颇不沾滞。○方中白芍，似不可少。

另用川贝一两、半夏一两、知母一两研末，姜汁、醋各半，泛丸，每服三钱，开水送下。

诒按：此半贝丸成法也。增入知母一味，嫌其偏于凉润，尚有可商。

○但寒不热，此为牝疟，柴胡桂枝汤主之。

柴胡　桂枝　干姜　半夏　陈皮　茯苓　川朴　草果　炙草　姜　枣

再诊：疟发间日，但寒而不热，口腻多涎。乃寒痰郁于心下，阳气不得宣越故也。

蜀漆　桂枝　半夏　陈皮　茯苓　羌活　石菖蒲

另用独头蒜一个、黄丹一钱、雄黄五分，共捣丸，朝向东方服。

三诊：舌白脘闷，背寒独甚。拟宣通阳气，以化痰浊。

麻黄　桂枝　杏仁　炙草　半夏　茯苓　陈皮　鹿角霜石菖蒲

原注：以上三方，皆《金匮》法。

四诊：疟止，当和胃气。

半夏　茯苓　甘草　陈皮　白蔻　姜　枣

诒按：牝疟不多见，大略由乎阳虚痰聚，阻遏邪机，不得外越所致。用药总以通阳宣浊为主。

○少阳过升，阳明失降，疟来烦闷痞呕，当变柴胡之制，而为泻心之法，和阳明即所以和少阳也。

川连姜汁炒　半夏　陈皮　蔻仁　藿梗　生姜　竹茹姜汁炒

原注：此病舌色，左半边光红，右半边白苔，湿滑如水晶粉团之色。因过服柴胡升阳，以劫其营。而痰浊又变于胃，以致痞呕。故用泻心之法，初用生姜一片无效，后加至三片，痞呕乃止，疟亦不来。

诒按：用古法而能通其意，心灵手敏，此为善读书人。

○素有痰饮咳嗽，近复凉风外薄，食积内停，寒热似疟，脉弦数，额角痛，胸脘痞胀，大便不通，是有表复有里也。拟以疏里解表。

柴胡　黄芩　半夏　枳实　川朴　大腹皮　橘红　竹茹

诒按：立方用药，不深不浅，如初拓黄庭，恰到好处。

再诊：脉弦数，两手掌心独热，大便五日不通，舌苔薄白不黄，燥屎尚未全结，欲通其腑，缓法为宜。

川连姜汁炒　枳实磨冲　蒌仁研　半夏　莱菔子炒　竹茹

诒按：先用缓法通腑，此亦病机所在，不可不知。

黄疸门

○三疟止而复作，腹满平而又发。今目黄脉细，面黑溺少，防延黑疸。然疸而腹满者，难治，姑与分消。

茵陈　山栀　赤苓　滑石　陈皮　大腹皮　附子　通草
麦芽　瓜蒌皮

再诊：面色黧黑，腹满足肿，脉沉而细。此脾胃之阳不化，水湿阻滞于中。证防增重，且与通阳渗湿。

肉桂去粗皮，研，五分　茯苓　猪苓　泽泻　大腹皮　白术
川朴　广皮　神曲　细辛　麦芽　香橼

诒按：此肉桂五苓散加味，温中疏湿。前人所谓阴黄，想即指此等证而言。

○两目及身体皆黄，小便自利而清，此属脾虚，非湿热也，名曰虚黄。

黄芪四两　白芍三两　地肤子二两　茯苓四两

酒浸服。

诒按：此疸病中另自一种，以小便清利为据，证不多见，

录之以备一格。

○伏暑湿热为黄，腹微满，小便利，身无汗，用麻黄连翘赤小豆汤。

麻黄　连翘　豆豉　茵陈　赤苓　川朴　枳壳　通草　神曲　杏仁　赤小豆

煎汤代水。

诒按：此湿热在表而无汗者。

○面黄无力，能食气急，脱力伤脾之证也，用张三丰伐木丸加味。

皂矾一两，泥土包固，置糠火中，煨一日夜，取出，候冷，矾色已红，去泥土净　川朴五钱　茅术一两，米泔浸，切，炒　制半夏一两　陈皮二两，盐水炒　茯苓一两　炙甘草五钱

共研细末，用大枣肉煮烂为丸，每服二钱，开水送下，饮酒者酒下，此方颇效。

诒按：此方以皂矾为君，合以平胃、二陈，明为消除垢积之剂。案云脱力伤脾，便与此方不合，当云脱力脾困，瘀湿不化乃合。然此方用之颇灵，其功效，自不可掩。

痹气门[①]

○胸中为阳之位，清阳失旷，则胸痹而痛，下午属阴，故痛甚也，用苓桂术甘汤加味。

茯苓　甘草　桂枝　白术　瓜蒌　薤白　半夏　陈皮　干姜　白蔻

---

① 门：惜余本脱，今据上科本补。

诒按：方药均亲切不浮。

再诊：胸痹痰饮，脘痛，甚则呕酸，脉细。胃阳不布，先以通阳。

吴萸　干姜　白蔻　炙草　桂木　瓜蒌　薤白　枳实　半夏　茯苓　陈皮

诒按：胸脘阳微而窒，立方兼治上中，而以中焦为主。

三诊：胸痹腹痛，夜甚昼安，清阳不振，浊阴僭逆，法必通阳。

党参　茯苓　冬术　炙草　陈皮　半夏　桂木　川椒　干姜　川附

诒按：此六君加桂、附、姜、椒也，用药可谓切实矣。

脘腹痛门

○肝胃气痛，痛久则气血瘀凝。曾经吐血，是阳明胃络之血，因郁热蒸迫而上也。血止之后，痛势仍作，每发于午后，诊脉小紧数，舌红无苔。乃血去阴伤，而气分之郁热，仍阻于肝胃之络，而不能透达。宜理气疏郁，取辛通而不耗液者为当。

川楝子　延胡　郁金　香附　茯苓　陈皮　旋覆花　山栀_{姜汁炒}　白蛳螺壳　左金丸

诒按：方法轻灵，自然中病。

○肝气与饮邪相合为病，脘腹作痛，呕吐酸水。拟苦辛泄木，辛温蠲饮。

川连_{吴萸炒}　陈皮　木香　丁香　蔻仁　干姜　川楝子　延胡　香附　川椒

诒按：肝气病兼证最多，须看其立方融洽处。

○脉双弦，有寒饮在胃也，脘痛吐酸，木克土也，得食则痛缓，病属中虚。当和中泄木祛寒，小建中汤加味主之。

白芍　桂枝　干姜　炙草　半夏　橘饼　川椒　党参　白术

诒按：大小建中合剂，方药稳切。

○脘痛，肢冷，脉伏，头汗淋漓，防厥。

金铃子　五灵脂　延胡　旋覆花　赭石　乳香　没药　丁香　蔻仁　香附

诒按：此肝气挟瘀之证，故立方如此。

再诊：脘痛甚，则防厥。

姜黄　半夏　陈皮　茯苓　香附　吴萸　旋覆花　赭石蔻仁

○肝木挟下焦水寒之气，乘于脾胃，脘痛攻胁，呕吐酸水，脉细而弦。拟温中御寒，扶土抑木方法。

炮姜　川椒　吴萸　党参　桂枝　白芍　白术　茯苓　香附　砂仁

诒按：此肝气挟感寒治法，用药颇精到。

○素有肝胃气痛，兼有寒积，脘痛胀满，痛及于腰，刻不可忍，舌苔白腻，渴不欲饮，大便似利不利，脉象沉弦而紧。按证恐属脏结，颇为险候。非温不能通其阳，非下不能破其结，仿许学士温脾法。

干姜　附子　肉桂　川朴姜汁炒　枳实　大黄

再诊：脘腹胀满，上至心下，下连少腹，中横一纹，如亚腰葫芦之状。中宫痞塞，阴阳格绝，上下不通，势濒于危。勉进附子泻心法，通阳以泄浊阴，冀大便得通为幸。否则恐致喘汗厥脱，难以挽回。

附子　川连姜汁炒　川朴姜汁炒　大黄酒浸

长流水煎。

再服备急丸干姜、大黄、巴豆霜七粒，砂仁汤下。

三诊：两投温下，大便仍然不通，胸腹高突，汤水下咽辄呕，肢渐冷，脉渐细，鼻煽额汗，厥脱堪忧。按结胸、脏结之分，在乎有寒热、无寒热为别。下之不通，胀满愈甚，乃太阴脾脏受戕，清阳失于转运。崔行功有枳实理中一法，取其转运中阳，通便在是，挽回厥脱亦在是。

人参　枳实　炮姜　川附　陈皮　冬术

诒按：两投温通重剂不得小效，枳实理中力量不及前方之大，恐未必能奏效也。○阅《夜话录》中所载一证，与此相似，治之未效。后拟用温药下来复丹，未及试用，正可与此参观。

○三四年来，腹痛常发，发则极甚，必数日而平。此脾脏有寒积，肝经有湿热，故痛发则腹中觉热，拟温脾法兼佐凉肝。

金铃子　延胡　陈皮　茯苓　白术　川椒　干姜　白芍吴萸炒
神曲　砂仁

再诊：腹中寒热错杂而痛，古方越桃散最妙。变散为丸，常服可耳。稍为加减，以合体气。

干姜　山栀　吴萸　白芍　炙草

共为末，神曲糊丸，每服三钱，开水送下。

原注：越桃散惟姜、栀二味，加吴萸、白芍者，复以戊己法也。甘草者，取其调和也。

诒按：病邪错杂，用药却须一线乃佳。如此丸方，即合法也。

○腹痛便溏，脾阳弱也。周身疼痛，卫阳弱也。补中土，益卫气，黄芪建中汤主之。

黄芪　桂枝　白芍　白术　炙草

诒按：方案俱老到。

○便血之后，余瘀凝于肝络，余热留于小肠，故少腹疼，而小便热痛也。化瘀泄热为治。

桃仁炒黑 丹皮 鲜生地 木通 黑栀 滑石 归身 楂炭 生蒲黄 新绛

另，回生丹一粒。

诒按：理法双清。

○用五积合通圣，温通散寒，便通而痛未止，脉迟，喜食甜味，痛在当脐，后连及腰，身常懔懔恶寒。此中虚阳弱，寒积内停。拟通阳以破其沉寒，益火以消其阴翳。

四君子去甘草，加肉桂、附子、木香、乌药、苁蓉、元明粉。

诒按：方中元明粉一味，不甚妥洽，拟去之。

疝气门

○中阳虚弱，厥阴寒疝僭逆，腹痛筋急，大便坚结，痛甚则呕吐，拟大建中汤。

川椒 炮姜 党参 附子 半夏 橘饼

诒按：此寒疝证之偏于虚者，故用药专于温理。

○寒湿伏于厥阴，久则化热，两胯凹，筋胀，左睾丸偏坠，发作则身有寒热，而囊皮肿胀出水，此谓湿疝也。屡发不已，防有囊痈之变。

川楝子巴豆二枚，同炒焦，去豆，三钱 茴香盐水炒 吴萸 黄柏 楂炭 黑栀 橘核 萆薢 荔枝核①

---

① 荔枝核：惜余本作"荔珠核"，今据上科本改。

诒按：湿郁则化热，故须寒热互用。〇既属湿疝，似宜参用苍术、苡仁燥湿之品。

又，疝气方。

川楝子巴豆七粒，同炒焦，去豆，五钱　小茴香盐水炒，三钱　青皮炒，三钱　木香晒，不见火，三钱　当归酒炒，三钱　全虫酒洗，炙，七个　昆布漂淡，炒，三钱　楂炭三钱

共研末，用韭汁一杯、葱头汁一杯、丝瓜络煎浓汁，二两泛丸，每日服一钱。

诒按：此方温肝通阳，驱邪理疝，用意颇佳，可以为法。

〇子和论七疝，都隶于肝。近因远行劳倦，奔走伤筋，元气下陷，其疝益大。盖筋者，肝之合也。睾丸者，筋之所聚也。大凡治疝，不越辛温苦泄，然劳碌气陷者，苦泄则气益陷，当先举其陷下之气，稍佐辛温，是亦标本兼治之法。

补中益气汤加茯苓、茴香、延胡、全蝎、木香。

又，丸方。

党参　白术　茯苓　吴萸　乌药　川楝子　木香　茴香　当归　苁蓉　枸杞

诒按：论病亲切不浮。

痃癖门

〇前年秋季患伏暑，淹缠百日而愈，病中即结癥积，居于左胁之下。入春以来，每至下午必微热，清晨必吐痰，食面必溏泄。此必当时热邪未尽，早进油腻面食，与痰气互相结聚于肝胃之络。当渐消之，否则或胀或鼓，均可虑也。

柴胡盐水炒　青皮巴豆同炒黄，去豆，一两　三棱醋炒，五钱　雄黄

一两　大黄皂荚子三粒，同炒黄，去子，一两　莪术醋炒，五钱

上药为末，神曲糊丸，每服一钱，橘红汤下。

午后服六君子丸三钱。

诒按：用药思路可取。

○少腹两旁结块，渐大渐长，静则夹脐而居，动则上攻至脘，旁及两胁，八九年来如是。据云当年停经半载，皆疑为孕，及产，多是污秽臭水，嗣后遂结此块。想系水寒气血瘀聚而成，当溯其源，而缓图之。

甘遂面包，煨，三钱　香附盐水炒，一两　三棱醋炒，一两　莪术醋炒，一两　桃仁炒，五钱　肉桂另研，一钱　五灵脂醋炒，五钱　地鳖虫酒浸，廿一个　川楝子巴豆七粒，同炒，去豆，五钱

共研末，炼蜜为丸，每服十丸，一日三服。

诒按：久病缓攻，方法颇稳。

○脐以上有块一条，直攻心下作痛，痛连两胁，此属伏梁，为心之积。乃气血寒痰凝聚而成，背脊热而眩悸，营气内亏，法以和营化积。

当归　半夏　瓦楞子　香附　丹参　茯神　陈皮　木香　川楝子　延胡　砂仁

诒按：方亦平稳熨帖。

再诊：投和营化积，伏梁之攻痛稍缓，而脊背之热亦减。久延络虚，当以缓图，无事更张，仍从前制。

前方去茯神、瓦楞子、木香，加茯苓、玫瑰。

○肝之积在胁下，名曰肥气。日久撑痛，痼疾难图。

川楝子　延胡　川连　青皮　楂炭　归须　五灵脂　莪术　三棱　茯苓　木香　砂仁

诒按：用药精当。

再诊：左胁之痛已缓，夜增咳嗽寒热，邪气走于肺络，拟肺肝同治。

旋覆花　三棱醋炒　杏仁　茯苓　川楝子　猩绛　款冬花　莪术醋炒　半夏　陈皮　青葱管　归须

诒按：畅气疏瘀，平肝通络，此等证用药不过如是。

○少腹结块，渐大如盘，上攻则痛，下伏则安，此属肠覃，气血凝滞而成，拟两疏气血法。

香附　丹参　红花　当归　泽兰　桃仁　延胡　广皮　砂仁　五灵脂

另，大黄䗪虫丸每服二十粒。

○久患休息下痢，或作或辍。四月下旬，痢止数日，忽然气攻胸脘，板痛，上下不通，几乎发厥，及至大便稍通，板痛递减。匝月以来，大便仅通三次，今又不通十余日矣。而其脘中之板痛者，结而成块，偏于右部，是脾之积也。脉极细而沉紧，面色晦滞，阳气郁伏，浊阴凝聚，当与温通。

附子　干姜　川朴　陈皮　茯苓　香附　延胡　大腹子

另，东垣五积丸、沉香化气丸。

再诊：大便已通，脘腹之块未化，脉象沉弦而紧，面色之晦滞已明。阳光一晛，阴凝渐通之象，仍以温通。

附子　干姜　陈皮　茯苓　木香　砂仁　通草　水红花子　白蛳螺壳

诒按：凡阳气郁伏者，与阳虚不同，于温药中宜兼清泄之意乃妥。

○脉迟细，脘中有块，纳食撑胀，腹中漉漉有声，嗳腐吞酸，大便坚结，此脾胃有寒积也。当以温药下之，仿温脾法。

茯苓　大黄　附子　干姜　桂木　川朴　陈皮　枳实　半夏

诒按：小承气合二陈，加姜、桂、附，驱寒饮，导积滞，立方简当。

〇脉右关滑动，舌苔黄白而腻，是痰积在中焦也。左关弦搏，肝木气旺，故左肋斜至脐下，有梗一条，按之觉硬，乃肝气入络所致，尺寸脉俱微缓，泄痢一载，气血两亏，补之无益，攻之不可，而病根终莫能拔。病根者何？痰积湿热肝气也。夫湿热痰积，须借元气以运之外出，洁古所谓：养正积自除。脾胃健，则湿热自化。原指久病而言，此病不为不久，攻消克伐，何敢妄施？兹择性味不猛，而能通能化者用之。

人参　茯苓　於术　青、陈皮　炙草　泽泻　枳壳　神曲
苍术　当归土炒　白芍吴萸三分，煎汁，炒　黄芪　防风根

诒按：拟加金铃、延胡、木瓜以疏肝，较为周到。

又，丸方。

制半夏三两，分六份：一份木香二钱，煎汁，拌，炒；一份白芥子二钱，煎汁，拌，炒；一份乌药三钱，煎汁，拌，炒；一份金铃子三钱，煎汁，拌，炒；一份猪苓二钱，煎汁，拌，炒；一份醋拌，炒炒毕，去诸药，仅以半夏为末，入雄精三钱研末，麝香一分，独头蒜三个打烂，用醋一茶杯打和为丸，每晨服一钱五分，开水送下。

诒按：丸药制法精巧，开后学许多悟境。

〇心之积名曰伏梁，得之忧思而气结也。居于心下胃脘之间，其形竖直而长，痛发则呕吐酸水，兼挟痰饮，肝气为患也。开发心阳，以化浊阴之凝结；兼平肝气，而化胃中之痰饮。

桂枝　半夏　川连吴萸炒　茯苓　陈皮　蔻仁　郁金　延胡
川楝子　石菖蒲　瓦楞子

诒按：论病立方，精到熨帖。

〇病由肝气横逆，营血不调。腹中结瘕，脘胁攻痛，渐致

食减内热，咳嗽痰多，当脐动跳，心悸少寐，口干肠燥，是皆血痹、虚劳之象。极难医治，姑仿仲景法。

党参　茯苓　枣仁　乳香　没药　桃仁　当归　川贝　香附　地鳖虫_{酒炙}　白蜜

再诊：前方养营化瘀，得下血块两枚，腹满稍软，内热咳嗽未减。今且和营启胃，退热止咳，再望转机。

党参　茯苓　丹参　陈皮　川贝　杏仁　当归　阿胶　血余炭　地鳖虫

诒按：前两方仿《金匮》血痹治法，确有见地。后来咳嗽不止，已属内热伤肺之象，腹中满痛，肝气不平也。愚意仍用润肺疏肝、清阴养血法治之。

下　卷

肿胀门

〇病起咳嗽，咳止而反气升，入暮尤甚，面跗庞然浮肿，腹虽未满，而按之不软，此属肾风。盖风邪乘虚而入于肾，肾气上逆，故入暮而气升为甚。用五苓通膀胱，导出肾中之邪，加细辛以彻少阴之寒风，晚上再进都气丸，以安其肾，庶几久蕴之邪得解，而肾脏无伤。切弗轻视此病，须防腹满之虞。

五苓散加大腹皮、陈皮、细辛、肉桂。

另，晚服都气丸，盐汤送下。

诒按：肾风之名，出于《素问·风论》。其所列证状，与此不甚符合，但理可相通。此案所立治法，亦颇有精意。盖邪入于脏，必借所合之腑为出路。以五苓加味，治其膀胱，以导出肾邪，随用都气以培肾脏之本。邪正虚实之间，面面周到，率尔操觚者，固不能辨此也。

〇风湿相搏，一身悉肿，咽痛发热，咳而脉浮，拟越婢法。

麻黄　石膏　赤苓　甘草　杏仁　大腹皮　通草

诒按：咳而咽痛，肺有郁热，故用越婢。

〇风水者，在表之风邪，与在里之水湿，合而为病也。其证头面肢体浮肿，必兼咳嗽，故为风水。更兼食积，其腹必满。三焦不利，法当开上疏中达下。若不避风，恐其增重。

羌活　防风　枳壳　莱菔子　杏仁　橘红　川朴　茯苓
泽泻　大腹皮　桑皮　葱　姜皮

诒按：证属外风与内湿相合，故用药从表里两解之法。

〇内有湿热，外着风邪，风与水搏，一身悉肿，此属风水，当发汗。

羌活　香薷　陈皮　防风　赤苓　焦六曲　通草　生姜
葱白

〇水肿自下而起，腿、足、阴囊、大腹、胸膈、咽喉无处不受其灾，水势泛滥，浩浩莫御矣。今先从上泻下，盖肺主一身之气，又曰水出高源。古人开鬼门，洁净府，虽曰从太阳着手，其实亦不离乎肺也。

葶苈子　杏仁　川朴　陈皮　茯苓　椒目炒，出汗　姜　枣
另，控涎丹每服七分，姜汤送下。

诒按：病象已剧，用药自须从猛，但控涎丹药力猛锐，不宜过于多服，须酌之。

〇病后脾虚气滞，浮肿食少，大便溏泄，法当温运脾阳。

党参　茯苓　泽泻　木香　冬术　炮姜　苡仁　神曲　砂
仁　谷芽

诒按：病后浮肿属虚，故兼培补。

〇以上诸案，均属浮肿之病，与鼓胀、单腹胀诸证之关乎脏气者，轻重浅深，迥乎不同。临证者当细意分别，勿混视也。其有脘腹坚硬结块者，须与积聚、瘕癖门各案参看。

〇湿热内阻肠胃之间，横连膜原。膜原者，脏腑之外，肌肉之内，膈膜之所舍，三焦决渎之道路。邪留不去，是为肿胀。

胀属气，肿属水，是必理气而疏决渎，以杜肿胀之萌。

黑白丑各五钱　莱菔子一两　砂仁一两

用陈葫芦一枚，将上三味纳入，再入陈酒一大杯，隔汤炖一炷香，取葫芦中药，炒，研为末，再以葫芦炙灰，共研和，每服二钱。

诒按：立方取义颇佳，凡肿胀初起者，可以取用。

○痢后阳虚，水湿不化，腹满，面浮，足肿，而色青黄，脉细，虑延鼓胀重证。拟温通脾肾之阳，疏利决渎之气，冀其胀消肿退为妙。

川附　肉桂　白术　泽泻　茯苓　猪苓　川朴　陈皮　通草　冬瓜皮

诒按：病后阳虚肿胀，故用胃苓法，加温运之品。

○腹暴胀而足肿，纳食则胀益甚，湿热挟气，填塞太阴，鼓胀重证。

川朴　赤苓　大腹皮　青皮　泽泻　枳壳　楂炭　黑丑　甘遂面包，煨　通草　姜皮

再诊：腹满稍宽，足仍浮肿，运脾化湿，冀其渐平。

川朴　茯苓　大腹皮　椒目　泽泻　通草　陈皮　黑丑　苍术　神曲　枳壳　姜皮

三诊：腹满月余，得食则胀甚。两进攻消运脾之法，胃脘之胀已松，大腹之满未化，再议疏通消导。

旋覆花　五加皮　泽泻　鸡内金　赤苓皮　槟榔　木香　黑丑　通草　砂仁

诒按：此三方治腹胀之由乎湿积者，初起通用之法。

附录叶天士按云：徐姓小儿，单胀数月，百药无效。余用肥儿丸、万安散、磨积丹、鸡肫，药俱不效。余谓气分不效，

宜治血络，所谓络瘀则胀也。用归须、桃仁、延胡、山甲、蜣螂、䗪虫、灵脂、山楂之类，为丸，十日痊愈。

诒按：此等证本不多见，但已经治验，自可存之，以备一格。

附录吴按云：肿胀久延，腰痛带下，浊阴尚盛，元气已衰，补则恐其助胀，渗则虑其伤元。拟早上服《金匮》炒焦方，但取其气，不取其味，亦有离照当空、阴霾四散之义。晚仍进清渗之方，以膀胱为气化运行之府也。表里兼治，渐次图功，庶木德盛行之候，不致加剧耳。

诒按：病难着手者，不可无此巧法。有以五苓、五皮煎汤，送炒黑《金匮》肾气丸者，正与此相似。

〇疟后湿热内蕴于脾胃之中，热上蒸而为口糜，湿内蕴而为腹胀，拟和中清化湿热为法。

川连酒炒　川朴　焦曲　赤苓　枳壳　大腹皮　泽泻　陈皮　黑栀　砂仁

诒按：案方俱平正通达，特未知能否奏效耳。

〇病由肝郁，木横克土，湿热不化，先有淋浊，愈后渐渐腹胀，左胁微觉隐痛，身微有热，脉象细弦。木郁不达，虑延鼓胀，勿轻视之。

柴胡　茯苓　白术　香附　川芎　山栀　神曲　丹皮　白芍　青皮　川朴　香橼

另，左金丸。

诒按：立方精当，虽不见出色，而已恰到好处。

〇气郁于胸为膈，气滞于腹为鼓。饮食不纳，形肉顿瘦，阴气凝聚，阳气汩没，脉细如丝，将何疗治？姑与扶正培土，通阳化气为法。

党参　熟附　肉桂　泽泻　白术　茯苓　大腹皮

另，来复丹一钱。

诒按：病已造乎极重，此方药力之猛，足以制之，从此得效，尚可勉图。

○痞块，由大疟日久而结，多因水饮痰涎与气相搏而成，久则块散腹满，变为臌胀，所谓癖散成臌也。脉细如丝，重按至骨，乃见弦象，是肝木乘脾也。口干，小便短少，是湿热不运也。匝月腹日加大，急宜疏通水道，泄木和中。

五苓散加川朴、川连姜汁炒、青皮、陈皮、大腹皮、木香、车前子、通草。

另服古方厚朴散。

川朴姜汁炒，三钱　枳壳三钱，巴豆七粒，合炒黄，去巴豆　木香晒干，研，三钱　青皮醋炒，三钱　陈皮盐水炒，三钱　甘遂面包，煨，三钱　大戟水浸，晒干，炒，三钱　干姜炒黄，三钱

共为末，每服一钱，用砂仁、车前子泡汤调下。

诒按：此治癖散成臌之妙剂。凡遇此等大证，必乘早图治，若日久正虚，便费周张矣。录此以为临证者一隅之取。

○暑湿挟积，阻滞肠胃，中州不运，大腹骤满，腹中时痛，痛则大便黏腻，色红似痢，小水短少，诊脉沉而滑数，是积之征也。拟大橘皮汤送下木香槟榔丸。

橘红　白术　赤苓　泽泻　猪苓　大腹皮　滑石　木香
砂仁　川朴

另，木香槟榔丸三钱。

诒按：病兼滞利，故须先从肠腑疏导。

再诊：气与水相搏，大腹骤满，小便不利，大便欲泄而不泄，法以疏气逐水。

香薷　茴香　泽泻　枳壳　赤苓　莱菔子　甘遂　大戟
黑丑　白丑　生姜

诒按：此方专逐水积，力量颇猛，想其正气尚旺，故可放手用之。

头痛门

〇情怀郁勃肝胆，风阳上升，右目昏蒙，左半头痛，心嘈不寐，饥而善食，内风掀旋不息，痛势倏忽无定，营液消耗，虑其痉厥。法以滋营养液，清息肝阳，务宜畅抱，庶克臻效。

大生地　元精石　阿胶　天冬　羚羊角　石决明　女贞子
滁菊　钩钩　白芍

再诊：服滋阴和阳法，风阳稍息。第舌心无苔，心嘈善饥。究属营阴消烁，胃虚而求助于食也。议滋柔甘缓。

大生地　石决明　麦冬　阿胶　火麻仁　女贞子　洋参
白芍　茯神　橘饼

诒按：此养阴柔肝之正法，与前人复脉、定风、阿胶鸡黄等法，用意相合。

诸窍门

〇郁怒伤阴，木火上乘窍络，耳生瘜肉，名曰耳菌。最属淹缠，久久不已，防有血出翻花之变。

生地　丹皮　北沙参　元参　远志　钩钩　羚羊角　石决明　刺蒺藜　滁菊

另用藜芦、腰黄、硇砂。

上三味皆少许，为细末，点入耳中，立效。

〇胆热移脑为鼻渊，肝热移肺为鼻痔。病根日久，难以卒效。

羚羊角　丹皮　黑栀　甘菊　元参　辛夷　苍耳子　石决明

另用雄黄、月石、冰片研末，搐鼻。

诒按：耳菌、鼻痔均属外证，须另用专方治之。先生长于外科，故用药自然丝丝入扣。

〇暑邪湿毒，走入营中，遍身骤发紫黑蓝斑，鼻血龈腐。此属发斑牙疳之险证，倘至壮热神昏，不可挽矣。

羚羊角　犀角　黑栀　丹皮　银花　连翘　鲜石斛　鲜生地　知母　芦根

诒按：此证于清营中宜稍参疏透之意。

〇少阴肾水不足，阳明胃火有余，牙宣出血，晡时微寒壮热，而其脉极细，此素体之阴亏也。当凭证论治，用景岳玉女煎。

生地　知母　牛膝　川连　石膏　麦冬　薄荷　芦根

诒按：此证之脉细，想系素禀如是。若云阴虚，未必脉细也。总之须见证确有可据，乃可舍脉从证，未可冒昧以将事也。

痧疫门

〇烂喉痧证，来势甚暴，甫周一日，丹疹密隐，咽喉已腐，壮热无汗，大便泄泻，烦躁渴饮，脘腹按之痛。邪不外达，炽盛于里，燎原之势，不可向迩，恐其遽尔内陷，昏喘生变。现在方法，辛凉透散，通同一律，无所短长。鄙见莫若且用凉膈散，上者上达，表者表达，里者下达，庶几热从外出而痧透，火从下泄而躁安。按《内经》病机，暴注下迫，皆属于热。仲景方论，急下之法，正以存阴，幸勿拘现患泄泻，而遂谓不可再下也。虽然智愚千虑，各有得失，尚祈高正是荷。

凉膈散加牛蒡子、桔梗、枳实。

诒按：既患丹痧，则营络中必有热邪。方中丹皮、鲜地、银花、元参等味，断不可少。

再诊：投凉膈散，烦躁略安，脘痛已止，胸膈之燔稍衰其势，而咽喉红肿，干咳呛逆，上炎之火未熄其威，况丹痧一片，点粒模糊。证交三日，正属邪张之际，尚在险途，未归坦境，拟方再望转机为妙。

犀角　连翘　元参　川贝　桔梗　鲜石斛　牛蒡子　鲜薄荷根　芦根

○痧回热减，温邪初退之余，咽喉反腐，虚火又从而附之。良由久患喉痹，阴虚火亢，热淫摇动，亢焰复张，用方最宜加谨，过清恐伤脾胃，早滋恐恋余邪。姑拟甘凉法，平调肺胃，冀得上焦清肃。

鲜石斛　大贝　元参　生草　丹皮　沙参　羚羊角　扁豆　稻豆衣　雪梨

诒按：看似平淡无奇，实已斟酌尽善。

脚气门

○暑雨潮湿，湿从下受，入于经络，两足腿股酸楚，不能屈伸，起卧转侧均觉艰难，此属脚气。适值经行之际，少腹窒塞，小便涩痛，湿热自气伤营，故舌苔白而底绛，脉形濡，身微寒热，虑其有气逆冲胸之变，拟东垣防己饮加减。

防己　薏仁　萆薢　秦艽　独活　桑寄生　牛膝　木通
防风　归尾　延胡　威灵仙　泽泻　丝瓜络

诒按：此湿热注于经络之病，与载入类伤寒中之脚气，宜
用鸡鸣散者不同。

再诊：两足稍能行动，湿热有流通之机，仍宗前法增损，
兼参健步丸意。

防己　萆薢　独活　牛膝　杜仲　晚蚕沙　木瓜　当归
延胡　秦艽　桑枝　丝瓜络

遗精门

○病由丧子，悲愤抑郁，肝火偏盛，小水淋浊，渐至遗精，
一载有余，日无虚度。今年新正加以左少腹睾丸气上攻胸，心
神狂乱，龈血目青，皆肝火亢盛莫制也。经云：肾主闭藏，肝
司疏泄。二脏皆有相火，而其系上属于心，心为君火，君不制
相，相火妄动，虽不交合，精亦暗流而走泄矣。治法当制肝之
亢，益肾之虚，宗越人东实西虚、泻南补北例。

川连　黑栀　延胡　赤苓　沙参　川楝子　鲜地　知母
黄柏　龟板　芡实

另，当归龙荟丸一钱开水送下。

诒按：遗泄有专属乎肝者，此等证是也，此方可引以为例。

再丸方

川连盐水炒，一两　苦参烘，二两　白术米泔浸，晒，二两　牡蛎
煅，三两

共研末，用雄猪肚一个，将药末纳入肚中，以线扎好，以
水、酒各半煮烂，将酒、药末共打，如嫌烂，加建莲粉拌干，

作丸，每朝服三钱。

诒按：此刘松石猪肚丸方也，加川连一味。

〇左尺极细，寸关微而似数，右三部俱弦滑，下有遗精暗疾，肛门痒而出水，上则头眩耳鸣，舌苔粉白。以脉合证，肾阴下亏，而湿热相火，下淫上混，清窍为之蒙闭。法当补肾之阴，以清相火，清金和胃，分利膀胱，以化湿热。

大生地蛤粉炒　龟板　牡蛎　怀山药　麦冬　萆薢　泽泻　赤苓　丹皮　知母　黄柏　半夏

诒按：病源分析极清，用药亦熨帖周到。

又，丸方。

大生地砂仁、陈酒拌，蒸　冬术土炒　黄连盐水炒　苦参　天麻　怀山药　丹皮盐水炒　牡蛎　麦冬元米炒　龟板酥炙　川芎　半夏　芡实　萆薢盐水炒　泽泻盐水炒　赤苓　黄柏盐水炒　知母盐水炒

上药为末，用建莲粉四两、神曲四两煮糊，捣丸。

诒按：此方用丹溪大补阴丸合封髓、猪肚、分清等法而成，肾虚有湿热者，用之颇合。或乃以苦寒疑之，是未识制方之妙义也。

小便门

〇先腹痛数日，遂至小便不利，少腹胀满如鼓，今已半月，屡用通利之药，小便虽通不爽，少腹胀满益甚，诊脉弦紧，舌苔白腻，饮食少纳，身无寒热，大便频泄，黏腻如痰。此中阳不足，水湿泛溢，膀胱气化无权。法当温土以御水寒，通阳以化湿浊。

干姜炒黄　肉桂　茯苓　泽泻　茅术　木香　茴香

诒按：因舌腻便瘀，故知其为寒湿。惟先曾腹痛，则方中又宜兼通气分，拟再加牛膝、乌药。

再诊：张先生用平胃化胃中之湿浊，五苓通膀胱之气化，简净的当，无从增损。愚意复入半夏一味，暗合通澈阴阳之路，使水湿痰涎从小便出，是亦古人加减成方之心法也。

半夏　茅术　川朴　陈皮　甘草　茯苓　猪苓　肉桂　泽泻

○肾虚精关不固，湿热混于坎宫，精从溺后而出，左脉虚细，右脉洪大，阴亏而相火胜也。补肾阴，化湿热，用凉八味法。

凉八味汤加萆薢。

另，威喜丸三钱，淡盐汤送下。

再诊：精浊稍止，而两足重堕无力，咳嗽胸痛。金水两亏，湿热不化。拟清暑益气，以化湿热，兼固肾阴。

洋参　黄芪　茯苓　五味　神曲　麦冬　苍术　白术　陈皮　前胡　通草

另，知柏八味丸。

三诊：精浊已止，腿足重堕无力，舌苔白而恶心。坎宫之湿热虽清，胃家之湿热犹恋，拟和中化湿法。

豆卷　半夏　茯苓　陈皮　麦冬　沙参　扁豆

另，资生丸。

四诊：肾虚胃湿，胸闷恶心，口沃清水，凡大便时，则精窍自渗如腻浊。拟渗胃湿，固肾精。

熟地　五味　苍术　白茯苓　沙苑　炮姜　黄柏　建莲

另，威喜丸。

诒按：凡肾虚胃湿之病，用药甚难着手。第一方专顾肾，第二方肾胃兼顾，第三方专治胃，第四方两层合治，从黑地黄丸加味，最有巧思。

〇淋浊日久不痛，口常甜腻，此肾虚而有湿热也。

苍术四两，分作四份：一份用米泔水浸透，晒；一份用盐水炒；一份用酒炒；一份用破故纸三钱，研末，拌，炒，去故纸　**黄柏**四两，分作四份：一份盐水炒；一份生晒；一份酒炒；一份用益智仁末三钱，拌，炒，去益智仁　**莲蕊须　马料豆　制首乌　茯苓　生草**

共研细末，怀山药粉煮糊，为丸。

诒按：肾虚而兼湿热者，用药甚难。观此方取意极佳，惟于肾虚一面，尚可增入沙苑、菟丝、龟板之类。

〇肾开窍于二阴，前有淋浊之新恙，后有肠红之旧疾，皆由于阴虚而有湿热也。寓育阴于利水清热之中，猪苓汤合加味槐花散主之。

茯苓　猪苓　阿胶　生地　槐米　枳壳　六一散　血余炭　侧柏炭

诒按：两证贯串一线，用药自然亲切。

再诊：便血已止，淋浊未清，今当固本。

芡实　炙草　洋参　麦冬　黄柏　生地　茯苓　沙苑　砂仁　莲肉　怀山药

另，八仙长寿丸每服三钱，开水送下。

〇小便频数，溺后有血丝血块。此膀胱有热，肾虚有火，逼冲任之血而下走前阴也。法当通涩兼行。

生地炭　**阿胶**蒲黄炒　**川连　龟板　赤苓　黄柏**盐水炒　**大黄**醋炒成炭　**血余　车前子　藕**

另，血余炭二钱、血珀一钱研末，分两服，鸡子清调下。

再诊：血止，小便频数，气坠，拟补阴升阳法。

生地　牡蛎　茯苓　龟板　怀药　丹皮　杜仲　党参　建

莲　鹿角霜

诒按：两方用药，极为周到，所嫌者平实而已。

○淋浊三年不止，肾虚湿热不化，阴头碎痒，筋骨微疼。六味补肾，能化湿热，耐心久服，莫计效迟。

大生地　怀药　茯苓　萸肉　丹皮　泽泻　五味　麦冬益智仁　湘莲肉

诒按：六味能化湿热，其理颇精，拟再加黄柏、牡蛎。

又按：此证阴头碎痒，筋骨微疼，疑有疮毒内恋而然。

○杂药乱投，诸病不除，中气早戕，故腹中不和，大便不畅。至于本病，精浊淆混，亦脾虚湿热所致。

萆薢　益智仁　半夏　陈皮　党参　黄柏　乌药　石菖蒲菟丝子

诒按："精浊淆混"四字，将病情包括无遗，用药亦清灵不滞。

痢疾门

○从来肺有积热者，大肠必燥，以相为表里故也。三五年来，屡发喉证，肺热可知。今秋龈肿出血，多服凉药及西瓜等物，遂患下痢赤白，常有干粪夹杂其中，延及百日，近见坚栗，而痢反更甚，此必有故。夫脾受瓜果之寒湿，既下流于大肠而为痢，则大肠之燥当除。今独不然，竟若燥与湿各树旗帜，相为掎角之势。岂非以脾属中土而主湿，大肠属燥金而主津，津亏而燥益坚，脾虚则湿愈甚耶？昔秦氏论痢，有湿火伤气、燥火伤血之分，此则湿燥两伤。拟撰一方，润燥兼行，气血兼理，或通或塞，均非所宜。

全瓜蒌六钱　当归一钱五分　木香五分　川连酒炒，五分　甘草四分　升麻三分　藕一两　陈火腿足骨炙灰，一钱

诒按：论病切实不浮，方亦稳适。微嫌气分药尚少，恐机关不能灵动耳。

○伏暑湿热之邪，挟积内蕴，胸痞呕恶，发热舌燥，通腑之后，变为下痢。痢色红白腻冻，仍然痞塞呕恶，饮食不纳，势成噤口重证。须得胃开纳谷，痢减不呕为妙。阅诸高明方，层次转折，各有主意，姑拟一方商正。

川连酒炒，五分　黄芩酒炒，八分　白芍炒，钱半　青皮八分　川朴五分　陈皮盐水炒，八分　神曲三钱　茯苓三钱　北沙参四钱　砂仁八分　生、熟谷芽各二钱　玫瑰花二朵

原注：此病嫌其两脉虚濡，脾胃元气大弱，似乎宜参入扶正为善。然下痢一证，古称滞下，起于湿热居多，早补早敛，往往受累。此河间苦辛宣通腑滞之法，所以为痢门必采之方。若夫深刻工夫，补阴补阳，治脾治肾，都为久痢而设，尚非此时议论。所以宁落轻浅，不用深重之剂，盖行远自迩之意云尔。

诒按：阅是方者，有病重药轻之疑，故方后申言其意。

○奔走远行，伤饥饮酒，脾胃受病，病成休息下痢，痢经两载不愈。许学士香茸丸最妙，但嫌其价昂，且药肆无此现成丸料，今姑师其意而变汤服。

木香　丁香　杜仲　当归　白芍　炮姜　茯苓　砂仁　鹿角霜　菟丝饼

诒按：此脾肾两治，而专重于肾者。○查原方皆用鹿茸、沉香、麝香，无用丁香者，煎剂中宜改用沉香为稳。

○《脉经》云：代则气衰，细则气少。多指阳气而言，今下痢而得是脉，脾肾之阳微特著，况形衰畏冷，而小便清长乎。

惟下痢赤者属血分，腹中痛者为有积，立方当从此设想。盖寻其罅而通之补之，亦治病之巧机也。

附子枳实理中汤送下驻车丸。

诒按：看病于虚中求实，极其精审，方亦的当。

○便痢白腻，如水晶鱼脑色，小便不利，少腹偏右板窒，诸医以为肠痈，固亦近是。然考肠痈为病，有寒有热。《金匮》并出二方，如大黄牡丹汤、薏仁附子败酱散，概可见矣。此证则属寒积，试观脉弦紧而不数，面色青而不渴，是其征也。鄙意宜用温通，备候商订。

肉桂五苓散加砂仁、楂肉。

再诊：温通已效，仍从前法。

原方加炮姜、木香。

三诊：欲溺不爽，溺后气向下堕，便痢白腻虽稀，然腰尻酸痛如折，全属阳虚气陷之象。仿东垣意，参入前法。

党参　升麻　肉桂　茯苓　泽泻　冬术　炮姜　木香　诃子煨　砂仁　鹿角

原注：此证并非肠痈，乃寒积下痢耳。因诸医皆云，余只得委曲周旋。但从肠痈为病，有寒有热，轻轻转笔，折入温通方法，既不碍诸医，又与病相合，不得不然之事也。○此方连服三剂，大便白腻全无，脾胃已起。

诒按：认证已确，用药自然针芥相投。

○休息下痢，延及半载，色红而黏，脉弦，是风邪久羁于肠脏营分之中而莫能出。近日畏风身热，是又感新风于外也。补中升阳，兼凉血为法。

党参　白术　防风　蚕沙　茯苓　升麻　神曲　砂仁　陈皮　炙草　椿根皮炭

另，驻车丸。

诒按：方中于新感一层，未曾顾到。〇肠中有风邪，惟蚕沙能治之，煎方中宜加黄芪。

〇阳枢之疟邪，转入阴枢为痢，痢色红而后重气堕，肛门觉热，是下焦广肠有热也，白头翁法甚当。然今疟止又来，仍从阴枢达出阳枢立法，佐以和中，使以泄热。

四逆散、异功散、黄芩汤加生、熟谷芽。

诒按：推论病机，转折极清，立方自然熨帖。

〇痢而滑脱，证已险逆。温固脏真，一定成法。然须得效，庶可回春。

熟地　杞子　龙骨　茯苓　黄肉　苁蓉　杜仲　乌梅　炙草　山药　鹿角胶_{赤石脂炒}　龟板_{禹余粮炒}　谷芽

煎汤代水。

诒按：用药极其切当，惟病象已深，未识能挽回否。

〇红痢三年，腹中结块，板硬不移，按之则痛，漉漉有声，即便下利。此瘀凝寒积久留于肠腑，当以温通下之。

川附　当归　苍术炭　枳实炭　地榆炭　茯苓　通草　桃仁_{炒黑}　大黄

诒按：温通瘀积，方极稳当。惟病久正伤，或再加扶正之品更为周到。

〇疟邪挟积，内陷为痢，痢下红腻，腹中阵痛，舌苔黄揩，疟势仍来，形容大削。元气内亏，虑有变端，治之不易。

神曲　川朴　茯苓　秦皮　川连　黄芩　白头翁　柴胡白芍　枳实　炙草

诒按：此白头翁汤合四逆散，是由疟转痢、湿热挟积之的方。

〇红痢匝月，仍然腹痛后重，据云先曾发疟三次，此属中虚，表邪传里。现今脉细肢寒，中焦阳气已弱，小便艰难，膀胱气化又钝。拟连理兼化其湿热，柴苓以解其表邪，是亦表里两解之法也。

柴胡　桂枝　茯苓　泽泻　川连　木香　党参　白术　炮姜　炙草　砂仁

诒按：论病立方，均熨帖老到。〇此理中汤加香连，五苓散加柴胡。

〇肝胃不和，湿热积滞为痢。延及半载，仍然腹痛，脘胀恶心。治以苦辛，泄肝和胃，佐以分消运化。

川连　茯苓　川朴　木香　楂肉　陈皮　青皮　赤苓　白芍　砂仁

另，驻车丸二钱、乌梅丸一钱和服。

再诊：痢减，腹中犹痛，肝胃不和也。现值经来，脉弦，寒热，血虚木郁，拟以养血疏肝。

归身　白芍　香附　茯苓　冬术　木香　陈皮　神曲　川芎　生、熟砂仁

另，驻车丸一钱、乌梅丸一钱、归脾丸一钱和服。

诒按：前后两方均亲切不浮。此方中可加醋炙柴胡五分、醋炒青皮一钱。

便血门

〇痔血虽自大肠来，亦属脾虚湿热。至于大疟，古云邪伏三阴，薛立斋云：三阴者，脾也。上年疟止，直至今夜复作，未免又有暑邪内伏，近日痔血相兼为患。拟用清暑益气汤加味，

内化湿热，外解新邪，总以益气扶中为主，俾中枢一运，自然内外分消矣。

党参　炙草　黄芪　苍术　冬术　当归　麦冬　五味　青皮　陈皮　神曲　黄柏　葛根　升麻　泽泻　防风　蜀漆　赤苓　煨姜　大枣

诒按：宿病兼新邪而发，须先治新感，仍照顾宿病，乃能得手，此方是也。○经云三阴疟疾，此三阴专指太阴脾脏言，与统指肝、脾、肾三脏者不同。

再诊：素有便血之证，而患大疟日久。凡患大疟，其始必有寒邪，邪入三阴，大疟成焉。若阴虚之人，寒久必化为热，热陷三阴，便血作焉，而三阳之寒仍在也。温三阳之阳，以少阳为始；清三阴之热，以少阴为主。然血既由大肠而出，又当兼清大肠。方用棉子肉，内具生气，温少阳之阳也；鲜首乌性兼润血，清少阴之热也；柿饼灰性凉而涩，清大肠之血也。标本并治，虽不中不远矣。

棉子肉炒黑，四两　柿饼灰四两　二味研末用

鲜首乌二斤捣自然汁，取汁去渣，以汁调，神曲一两煮烂，将上药末捣丸，每服三钱，枣汤下。

诒按：凡久病气偏，寻常汤药性味牵制不能奏绩，必用性味专简之方，乃能见效，此方即用此意。

○脾虚不能摄血，便后见红。脾虚不能化湿，腹臌足肿。病根日久，肾阴亦伤，肾司二便，故小便不利，是皆脾肾二经之病也。法以温摄双调。

熟地　炮姜　茯苓　泽泻　陈皮　车前子　川朴　茅术　五味　丹皮　山药　阿胶

诒按：凡脾肾两伤者，当斟酌于润燥之间，用药极难。古

方惟黑地黄丸最佳，方亦从此化出。

再诊：

熟地　茅术炭　白头翁　黄柏_{盐水炒}　炮姜炭　阿胶　五味
秦皮

三诊：

山药　川连_{酒炒}　泽泻　车前子　茯苓　川朴　陈皮_{盐水炒}
伏龙肝

煎汤代水[①]。

炒黑肾气丸合黑地黄丸，加阿胶、虎骨、鹿角霜、益智仁。

原注：第一方用黑地黄丸加阿胶，治脾肾两虚，兼以摄其
阴血。第二方用白头翁汤清厥阴之热，以止血。第三方暗用平
胃散以化湿，治其腹鸣外，合车前子、泽泻、山药，乃用六味
地黄意，补其肾，以利膀胱，而通水道也，又再加伏龙肝，乃
暗合黄土汤意，治少阴便血，层层回顾如此。

〇便血肠燥，脉大气虚，补气则清阳自升，清阳则便血
自止。

黄芪_{炒黑}　防风根　阿胶　地榆炭　当归炭　五味　荷蒂炭

另，金银花_{炒黑，一两}、柿饼灰_{一两}、槐米_{炒，一两}，猪胆汁泛
丸，每朝服一钱。

诒按：立方用药，颇有思路可取，丸方尤佳。

〇肠胃有湿热，湿郁生痰，热郁生火，大便下血，晨起吐
痰，热处湿中，湿在上而热在下。治上宜化痰理湿，治下宜清
热退火，用二陈合三黄为法。

半夏　陈皮　茯苓　川连　黄芩　杏仁　胡黄连　地榆皮

---

① 　煎汤代水：惜余本作"煎汤代汤"，文义不通，今据上科本改。

侧柏叶　百草霜

诒按：两面周到，于此可得上下合治之法。

○肠痔脱肛便血，其根已久，有时举发，而脉象细数，营阴大伤，面黄少神，脾气大困，兼之腹中鸣响，脾阳且不运矣。一切苦寒止血之药，非惟少效，抑恐碍脾，拟东垣黑地黄丸法。

熟地砂仁拌，炒炭，一两　炮姜四分　黄芪炙，三钱　茅术米泔浸，炒，一钱五分　五味炒，一钱五分　党参三钱　荷叶蒂两个

又，原方加阿胶、伏龙肝。

诒按：方极正当，凡阴虚而脾阳困顿者，当取以为法。

虫病门

○阅病源，是属虫病无疑。虫由脾土不运，湿热蒸化而生。其发于月底之夜，乃由脾胃虚寒，寒属阴，故夜发也。寒久化热，土虚木强。其发移于月初，必呕吐胸热，乳下跳动，虫随酸苦痰涎而出，多寡不一，时或见于大便，腹中微痛，虽渴甚不能咽水，水下复呕，呕尽乃平，至中旬则康泰无恙矣。所以然者，月初虫头向上，且病久多呕，胃阴亏而虚火上炎，故胸中觉热也。虚里跳动，中气虚也。中气者，乃胸中大气，脾胃冲和之气，皆归所统。今中气虚甚，故跳跃也。病延一载，虫属盘踞，未易一扫而除。图治之法，和中调脾，以杜生虫之源；生津平肝，以治胸热口渴；化湿热，降逆气，以治呕吐。久服勿懈，自可见功，欲求速效，恐不能耳。

川楝子　芜荑　党参元米炒　白术　使君子肉　半夏　陈皮青皮　白芍　茯苓　焦六曲　干姜　榧子　蔻仁

诒按：论病颇切实，惟立方专于顾本，似难取效。拟另服

杀虫丸药以佐之。

〇喜食生米，积聚生虫，腹痛面黄，口流涎沫，虫之见证无疑，先拟健脾化虫。

茅术 米泔水浸　青皮　鹤虱　榧子 炒，打　芜荑　槟榔　陈米炒黄

诒按：此治虫病初起，最轻之方。痛时口流清水，是虫病的据。

内痈门

〇热在中焦部分，时吐红痰带臭，不甚咳嗽，病在于胃，有留热伏于中宫，法当清泄。

犀角　射干　桃仁　当归　薏仁　冬瓜子　连翘　银花川贝　大黄　元明粉

再诊：不咳嗽，但吐红痰如脓，自觉灼热，在于胃脘之中，将及三月，非肺痈也，乃瘀热留于胃中也，当以清化。

当归　薏仁　冬瓜子　沙参　连翘　川贝　石斛　银花赤小豆　芦根

三诊：吐痰如脓已止，脘中之热已退，时觉微寒微热，余火未清，仍从前法加减。

党参　当归　薏仁　杏仁　沙参　冬瓜子　丹皮　黄芩甘草　茅根　芦根　赤小豆

诒按：此病得力在第一方，故知其非肺痈。然红痰如脓而臭，究与脘痈无异。作胃脘痈治，当不致误。

〇暑邪挟积，阻滞肠胃，脘腹疼痛，大便泄出，如脓如血，证属盘肠流注，非轻证也。

川连　木香　槟榔　当归　楂肉　神曲　黄芩　枳壳　赤芍　砂仁

诒按：脓血痢而名流注，说颇新奇，阅方仍是治痢之药。忆蒋问斋《医略》中论痢疾一证，谓是肠中作脓，当用外疡治法，与此案正相合也。

外疡门

○多年湿毒，左足前臁腐烂，今则膝骨臀股，上及缺盆，疼痛而木肿。此湿得热而蔓延，循经窜络，病在阳明，名湿毒流注。口苦带腻，脉缓而小，湿胜于热，热伏湿中，仿防己饮法。

防己　苍术　黄柏　南星制　木通　威灵仙　防风　归身　独活　红花　萆薢　羚羊角　滑石

诒按：此治外疡正法，是疡证之偏于阳者。

再诊：前用防己法，宣通关节，以化湿热，膝股之痛稍缓。惟缺盆处，咳嗽引痛不平，拟参以清肺化痰。

前方去羚羊角、防风、木香、红花，加薏仁、杏仁、川贝、沙参。

○周身碎痒而痛，似疥瘰状，心中烦热，肤上出脓水，证属肺风。

马勃　象贝　荆芥　黄芩　杭菊　蒺藜炒

诒按：此湿热走于血分之病，当兼疏血络，拟加归须、丹皮、赤芍、忍冬藤、浮萍、细生地。

○寒痰凝阻，颊车不利，高而肿硬，色白不红，此属阴寒骨髎，与色红身热者不同。

熟地　麻黄　桂枝　防风　制蚕　白芥子　当归　秦艽

诒按：此病挟肝火者，十之八九，此独不然。于此可悟辨证之不可胶执也。

〇湿久蕴于下焦，气血凝滞而结疡，生于合纂之旁，滋蔓肛臀之际。初起数日即溃，火甚毒甚可知，溃后烂孔极深，迄今四五十日，新肉虽生而嫩，肛臀余肿仍僵，久卧床褥，脾胃之转输自钝，刻当痛楚，形容之色泽尤枯。调治方法，自宜补益，高明见解，大略相同。愚意虚处固虚，而实处仍实。拟用煎丸二方，各走一经，虚实兼顾。

六君子汤去半夏、茯苓，加黄芪、归身、白芍、谷芽。

又，丸方。

川连酒炒，一钱　胡连酒炒，一钱　苦参炒，一钱　黄柏一钱　当归三钱　乳香一钱　没药一钱　白芷一钱　犀黄二分　血珀四分　白矾三钱　刺猬皮炙，一钱　象牙屑三钱　海螵蛸三钱

共为末，用黄占烊化作丸，每朝服五分。

原注：凡极苦之药，直入下焦，坚阴而化湿热，用猬皮、牙屑之专消漏管者，引入患处，更用黄占以涩之固之，俾上中不受苦寒之药气，俾入下焦，其性始达。

诒按：丸方用意极精。

〇湿热结疝，初起肾囊红肿，渐至气上攻胁，胁肋肿痛，已及半月，防成胁痈。病在肝络，肝性善升，甚则恐致气升发厥，非轻证也。

川楝子　延胡　青皮　香附　楂炭　枳壳　旋覆花　桃仁赤苓　猩绛　葱管

诒按：方治疝气，而胁痛即在其中。内病处疡，一以贯之也。

○木郁不达，乳房结核坚硬，胸胁气撑，腰脊疼痛。气血两亏，郁结不解。论其内证，即属郁劳，论其外证，便是乳岩。皆为难治。

党参　香附　川贝　当归　白芍　青皮　橘核　狗脊　杜仲　砂仁

诒按：论病简洁老当。

○乳房结核坚硬，虽皮色不红，而推之松动。此非乳痰，仍属乳痈，肝郁所致。身微寒热，防滋蔓难治。

柴胡盐水炒　当归　白芍　黑栀　川贝　香附　瓜蒌皮

另，金针菜炙脆，三钱、皂荚子炙，三钱、射干炙，三钱。

研末，分三服，饮酒者酒下，否则砂仁汤亦可。

诒按：煎方用逍遥散，亦通套方也，好在有末药以佐之。

再诊：乳痈已溃，寒热亦止，第余块未化，惟和其气血，调其郁结而已。

当归　白芍　香附　川贝　远志　砂仁　丹参

○肝郁结成乳痰，延及旬月，坚中带软，顶色转红，势将穿溃。溃后见脓乃吉，若血多脓少，非所宜也。

川楝子　当归　青皮　白芍　橘红　川贝　香附　茯苓　砂仁

再诊：乳痰穿破，有血无脓，乃气虚不能引血化腐为脓也。防变乳岩，不易收功。

党参　归身　白芍　茯神　枣仁　川贝　香附　陈皮　牡蛎　砂仁　甘草　橘叶

诒按：此等郁痰证，须正气不亏，更能旷怀自遣，乃可医治，二者缺一不可治也。

又，单方。

川贝三钱　橘红五钱　莱菔子炒，三钱　莲蓬皮另炙灰，五钱

〇痰疬二载，自颈延胁，或已溃，或未溃，或溃而不敛，或他处续生，累累然如贯珠，如叠石，溃后色黑而脓稀，外软而内坚，诊脉不甚虚，饮食尚可。细询病由气郁而起，郁则肝胆三焦之火，循经上走于络，结成病核。小则为疬，大则为痰，收功非易。必放开胸襟，旷观物理乃佳。

夏枯草五钱　昆布三钱　山慈菇三钱　远志甘草汤煮，三钱　元参二钱　川贝二钱　归身二钱　天葵草三钱　香附一钱五分　功劳叶二钱

诒按：此病亦与失营证相类，幸脉实能纳，故用药专从痰火着想。

〇翻花肾岩，法在难治，怡情安养，庶几可图，然非易事也。

鲜首乌一两　马料豆一两　银花一两　甘草梢一两

煎浓服。

西黄一分　川连五分　血珀五分　药珠三分　灯心灰五分　大贝二钱　人中黄一钱

研末，分十服，每朝一服。

诒按：此肾虚而兼疮毒之变证也。

〇先天元气不足，胎中伏毒，因虚窜络，颈项结核，或已溃，或未溃，或溃而不敛，兼以耳聋鼻塞，脑门遇阴雨则胀痛，咳呛，牙关不利。皆阴虚阳亢、毒邪上蒙清窍之见端也。若徒治其虚，伏毒何能宣化，拟养阴化毒。

北沙参三钱　花粉三钱　当归三钱　海螵蛸三钱　仙遗粮三钱　川贝二钱　防风一钱五分　银花三钱　稆豆衣三钱　珠粉一分　血珀五厘　西黄五厘

诒按：鼻塞脑痛，皆余毒内恋之象，拟再用化毒丹佐之。

○广风自头而起，渐延遍体，湿热秽毒之邪，从鼻而受，为日既久，未易扫除，拟用金蟾脱甲酒意。

金银花三两　蟾蜍去肠，一只　苦参三两　大黄一两　皂荚子十粒
川芎一两　白鲜皮二两　一本有蛇蜕一两、甲片二两。

用陈酒五斤，浸七日，每日饮杯许。

诒按：此与前条之证皆系余毒所致。

○肝经郁火，乘犯阳明，牙龈痒痛出血，而发牙疳，舌红碎裂，头眩心烦，是营阴内亏，而纳谷气撑，又属脾气虚也。犹喜大便燥结，可用清滋法，先平其炎上之火。

羚羊角　鲜生地　鲜石斛　元参　麦冬　石决明　女贞子
茯苓　枣仁

诒按：立方专于养阴息肝，愚意再加广皮、鸡内金，以健运脾气，似更周到。

○阴亏火亢，绕颈生痰，寒热似疟，而实非疟也。少阴水亏，不能涵木，少阳火亢，更来烁金，金木交战，乃生寒热，饮食少，脾胃弱，虑延劳损。

六味地黄汤加牡蛎、党参、麦冬、柴胡、白芍、五味。

诒按：方以六味滋肾，生脉保肺，合柴、芍以清肝，立方周到熨帖。愚意拟去温肝之萸肉，再加清胆之茹、芩。

○牙龈渗脓，二载不愈，此属牙漏，肾虚而胃有湿热所致。

六味丸三钱　资生丸二钱

相和，每朝四钱，淡盐汤送下。

诒按：六味补肾固佳，资生清湿热，似嫌力量不到。

○本原不足，兼挟风温发热，颈间结核成痰二十余日，不红不肿，不消散，亦不作脓，属半虚半实。慎柔方有良法，用

四君子加牛蒡。世所未知，余曾验过。

四君子汤加牛蒡子、象贝、桑叶。

诒按：四君补虚，加蒡、贝以消风化痰，桑叶以清肺通络，虚实兼顾，绝不犯手。

再诊：昨用慎柔方，是托散法。服下若汗出热退，则数剂可消。若汗不出，仍发热，则数剂成脓，亦易溃敛。

前方加钩钩。

三诊：三岁孩童，但哺乳汁，不进谷食，脾胃虚弱可知。颈结痰核而有寒热，必挟风温，属半虚半实。今将一月，热退复热，其块不消，不作脓，大便溏，脾胃不足，气血两虚。

党参　冬术　陈皮　荆芥　黄芪　归身　防风　葛根　砂仁　桑叶

诒按：因慎柔方不效，转拟此方，其实远不及前方之灵动也。

○疬漏久而成管，用消管丸，缓缓治之。

胡黄连一两　刺猬皮一两，炙　象牙屑一两　五倍一两，炙　蟾酥酒化，三钱　陈硬明角灯二两，炙

上药为末，炼蜜丸，用上好雄精三钱泛上为衣，每朝服三钱，金银花汤送下。

诒按：方意极佳，惟蟾酥大毒，走窜之品，拟减半用之。

妇人门

○目之乌珠属肝，瞳神属肾。病因经行后腰痛口干，乌珠起白翳，怕日羞明，瞳神散大。此肝肾之阴不足，而相火上炎也。补阴之药极是，再稍参清泄相火之品。

女贞子　旱莲草　生地　杞子^{黄柏三分,煎汁炒}　潼沙苑　谷精草　丹皮　元参　桑椹子　黑芝麻

另，磁朱丸。

再诊：血虚则木旺，木旺则脾衰，脾衰则痰湿不化，肝旺则气火易升。是以腹中时痛，脐右有块，目中干涩，口常甜腻，舌苔白，而经水不调也。治法不宜制肝，制则耗其气，但当养阴以和肝。不可燥湿，燥则劫其阴，只宜和脾以运气。此仲景治肝补脾之要法也。

党参　当归　白芍　茯苓　冬术　半夏　陈皮　丹皮　香附　橘叶

三诊：脉轻按虚微，是为元气之虚。重按细数，是属营阴之损。左尺细弱，肾水亏也。历诊病情，每遇经来，其热辄甚，舌上即布白苔，良以胃中湿浊，因里热熏蒸而上泛也。少腹有块攻痛，聚散无常，是名为瘕。瘕属无形之气，隶乎肝肾为多。揆其致病之由，因目疾过服苦寒，戕伐生生之气。胃受寒，则阳气郁而生湿。肝受寒，则阴气凝而结瘕。阳气郁于胸中，故内热。阴气凝于下焦，故腹痛。经事过则血去而阴虚，故其热甚。甚则蒸湿上泛，故舌苔浊厚也。刻下将交夏令，火旺水衰，火旺则元气耗而不支，水衰则营阴涸而失守，惟恐增剧耳。图治之法，补脾胃以振元气，培肝肾以养营阴，是治其本也。稍佐辛温，宣通下焦阴气，是兼治其瘕痛之标也。

党参　黄芪　冬术　茯苓　炙草　归身^{酒炒}　黄肉^{酒炒}　首乌　木香　白芍^{吴萸三分,煎汁炒}　马料豆　生、熟谷芽

诒按：三案论病则委曲周至，用药则细腻熨帖，看似平淡无奇，实则苦心斟酌以出之。诚以调理内伤久病，与治外感时邪不同。病久正虚者，病机必多错杂碍手之处，用药必非一二

剂所能奏效。故立方必须四面照顾，通盘打算，不求幸功，先求无弊。此等功夫，非老手不能擅场。

○崩后不时寒热，腹中有块，口发牙疳。营虚有火，气虚有滞，调之补之。

党参　陈皮　当归　白芍　丹皮　茯苓　麦冬　元参　黑栀　女贞子　建莲肉

再诊：血虚木横，两胁气撑胀痛，腹中有块，心荡而寒热，病根日久，损及奇经。经云：冲脉为病，逆气里急。任脉为病，男疝女瘕。阳维为病，苦寒热。阴维为病，苦心痛。合而参之，谓非奇经之病乎？调之不易。

党参　黄芪　当归　白芍　沙苑　茯神　杞子　香附　陈皮　白薇　紫石英

诒按：拟再加牛膝、青皮、沉香。

三诊：和营卫而调摄奇经，病势皆减。惟腹中之块未平，仍从前法加减。

前方去杞子，加砂仁、冬术。

诒按：古无专属奇经之病，亦无专入奇经之药。考《内经》八脉行度，及前贤议论，均谓十二经气血有余，则溢入奇经。有病者亦必日久病深，由正经而侵入之。然则用药治病，自当仍以正经为主。学者须明此意，勿为近贤议论所蒙也。

○内热日久，经停两月，投养阴调血通经之剂，得热减经行，可谓效矣。然犹未也，脉数不和，舌仍光赤，乃阴津未充，虚阳未敛也。仍宜小心安养为善。

生地　当归　白芍　丹皮　阿胶　香附　党参　茯苓　陈皮　地骨皮

诒按：平正妥帖。

再诊：脉数已和，舌色光红已退，但有时尚觉微热，仍以前法增损。

前方去丹皮、阿胶，加麦冬、狗脊。

○经事不来，足肿腹满，脐下偏左有块，上攻作痛。此瘀凝气滞，病属血分，虑延成臌。

三棱醋炒　莪术　香附　当归　神曲　楂肉　延胡　砂仁

另，大黄䗪虫丸每服五粒，日三次。

诒按：此气血两疏之法，用药切实不浮，好在丸药缓攻，不嫌其峻。

再诊：经停腹满，形瘦色黄，气血瘀凝，防其成臌。

香附　延胡　枳壳　茯苓　苏梗　川朴　大腹皮　冬瓜皮

另，大黄䗪虫丸。

○忧愁抑郁，耗损心脾之营，而肝木僭逆，胸中气塞，内热夜甚，经事两月不来，脉沉而数，热伏营血之中。拟用柴胡四物汤，和营血以舒木郁。

党参　冬术　生地　当归　白芍　香附　青蒿　白薇　生、熟谷芽

诒按：此等证调治失当，最易入于损途。○拟再加丹皮、丹参。

○经后少腹痛连腰股，肛门气坠，大便不通，小便赤涩。拟泄肝经之郁热，通络脉之凝涩。

金铃子　延胡　郁李仁　归尾　黑栀　柴胡　龙胆草　大黄酒炒　旋覆花　猩绛　青葱管

诒按：病情于小便上得之。

○经行后少腹作痛，上及胸脘腰胁，内热口干，大便不通，小便热痛，此肝气挟瘀所致。

川楝子　延胡　桃仁　香附　山栀姜汁炒　泽兰　川连吴黄炒　丹皮

另，当归龙荟丸三钱，淡盐汤送下。

诒按：病情与前条相似，方亦近之。惟当归龙荟丸用得太重，宜减半服之。

○年将五十，经事频来且多，是冲脉不司收摄故也。防其崩决，补之摄之。

党参　黄芪　当归　於术　枣仁　陈皮　茯神　阿胶　荷叶蒂　藕

诒按：此方从归脾增减，补则有之，摄则未也。拟加牡蛎、龟板、茜草炭、乌贼骨以佐之。

○病起当年产后，虽经调理而痊，究竟营虚未复，是以至今不育。且经事乖而且多，亦营虚而气不固摄之故。自上年九秋，又感寒邪，入于肺为咳嗽，痰中带血。此谓上实下虚，血随气逆，蔓延旬日，加以内热，渐成劳损。姑仿仲景法，扶正化邪，以为下虚上实之法。

生地　党参　炙草　当归　豆卷　前胡　茯苓　怀药　麦冬　阿胶　川贝　杏仁　桂枝　枇杷叶

诒按：趋步古人，非胸罗经训者不能。时下随证敷衍，乌能望其项背？

再诊：进薯蓣丸法，补气血，生津液，彻风邪，咳嗽已减，所谓上实下虚，病情不谬。据云当年产后，腹中常痛，至今未愈，显见营分有寒，已非一日，但内热淹缠，心悸头眩，久虚不复，终为劳损。兹从八珍加减，复入通补奇经。王道无近功，耐心安养为是。

十全去芪、芎，加阿胶、艾、炮姜、紫石英、陈皮、麦冬、款冬花、川贝、神曲、大枣。

三诊：温补奇经，病情俱减，今仍前制。

十全去芪、芎、草，加阿胶、香附、炮姜、陈皮、吴萸。

〇两次血崩之后，赤带连绵不断，迄今半载有余，脉象虚微，气血大亏，是以头眩心跳、腰酸足软等证均见也。近日腹痛食减，恐其复致崩决，拟方固摄奇经。

女贞子　乌贼骨　茜草炭　旱莲草　党参　茯苓　白芍
丹皮　阿胶　莲肉　荷叶蒂　藕节

另，震灵丹二钱。

再诊：固摄奇经，病情不减，崩漏不止，腹痛不已，用升阳固阴法。

鹿角霜　沙苑　龙骨　牡蛎　怀药　杜仲　女贞子　杞子
茯苓　棕炭

诒按：固摄不效，进用升涩，此用药转换，一定层次。

〇痛而经来，肝木横也。经事参前，血分热也。色黑有瘀，和而化之可也。

川楝子　延胡　丹皮　当归　白芍　泽兰　香附醋炒　木香
茯苓　楂炭　砂仁

诒按：立方平善。

再诊：经来色黑而痛，当与化瘀。

生地　桃仁炒黑　红花　泽兰　黑栀　香附醋炒　当归　川
芎　醋炙大黄炭

〇养血以调经，理气以止痛，补肝之虚，以平眩晕，助脾之运，以除恶心。

熟地六两，分三份：一份砂仁拌，炒松；一份姜汁炒焦；一份陈酒煮烂
当归三两，分三份：一份吴萸一钱，煎汁，炒；一份茴香一钱，煎汁，炒；一

份酒炒　白芍二两，分二份：一份肉桂一钱，煎汁，炒；一份炙草三钱，煎汁，炒　香附四两，分四份：一份黑栀三钱，煎汁，炒；一份盐水炒；一份醋炒；一份酒炒　川芎酒炒，一两　沙苑盐水炒，三两　茯苓三两，焙　陈皮盐水炒，一两五钱　党参炒，三两　丹参酒浸，晒干，再浸，再晒，如此七次，焙，研，三两

诒按：此方制法精巧，养血理气，两擅其长，木香、砂仁亦可酌增。

○咳嗽发热日久，前投补益脾胃之药六七剂，食谷加增，起居略健，但热势每交寅卯而盛，乃少阳旺时也。少阳属胆，与肝相为表里，肝胆有郁热，戕伐生生之气，肺金失其清肃，脾胃失其转输，相火日益炽，阴津日益涸，燎原之势不至涸极不止也。其脉弦数者，肝胆郁热之候也。刻下初交夏令，趁其胃旺加餐。拟进酸苦法，益阴和阳，清澈肝胆之郁热。考古方柴前连梅煎，颇有深意，录出备正。

柴胡猪胆汁浸，炒，五分　川连盐水炒，五分　白芍一钱　前胡一钱乌梅五分　麦冬二钱　党参三钱　秋石三分　炙草四分　薤白五分

原注：此方服后，热势竟退。此时已经停两月，以后或热或止，喜其能食，至四五月后，方知其有孕。

诒按：此等证最易认作虚损，得此议论，大开后人眼目。

又按：此必有微邪伏于肝胆之间，挟木火而发，煎熬津液，日就干涸，古人所谓营风者，曹仁伯谓即是此证。

○寒气客于下焦，瘀凝停于少腹，阻塞胞门，膀胱阳气失化，以致癃闭，产后八日而小便不通，脉细肢寒，腹中觉冷，恐其气逆，上攻发厥。法以温通下焦，化瘀利水，冀其应手为妙。

当归八钱　川芎四钱　楂炭五钱　炮姜五分　桃仁三钱　车前五钱

益母草汤同陈酒各一碗，代水煎药。

另，肉桂五分、血珀五分、甘遂三分共研末，药汁调服。

诒按：末药方甚佳，煎方中拟加泽兰、牛膝、吴萸。○此证甚急，用药能丝丝入扣，迥异肤浮家数。

再诊：小水癃闭已通，瘀凝未下，少腹仍然板满，再以温通泄浊。

肉桂 延胡 红花 桃仁 丹参 两头尖 归尾 楂炭 牛膝 炮姜 冬葵子 车前

○前年小产，恶露数日即止，因而腹痛结块，心神妄乱，言语如癫，此所谓血风病也。胞络下连血海，上系心胞，血凝动火，火炽生风，故见诸证。诊脉弦搏，肝阳有上亢之象，防加吐血。治法当以化瘀为先，稍佐清火可也。

丹参 延胡 五灵脂 川连 川贝 赤苓 蒲黄 黑栀 茺蔚子 香附

另，回生丹一粒。

诒按：疏证病原，切实指点，与肤浮影响者不同。

○产后腹痛年余，营虚木郁，脾胃受戕，时作恶心，时沃酸水，用《千金》当归建中汤。

当归 白芍吴萸炒 炙草 炮姜 肉桂 川椒 南枣 橘饼

诒按：用药切当，无支凑帮贴之病，自是老手。

再诊：前投建中法，腹痛已止，复因经行之后，劳碌受寒，腹中又痛，加以晡热，饮食减少，舌苔干白。此属血虚肝郁，脾虚木横，用归脾法加减。

党参 黄芪 茯苓 陈皮 冬术 归身 炮姜 木香 砂仁 白芍吴萸炒 橘饼

○产后瘀凝未净，新血不生，身热日久，少腹疼痛，小溲淋漓，带下血筋。此肝经郁热，兼挟凝瘀为患，殊非小羔。姑拟泄肝和营、化瘀为法。

鲜生地姜汁拌，炒焦，一两　生姜渣鲜地汁拌，炒黄，三钱　黑栀　延胡　金铃子　龙胆草　丹参　赤苓　归须　猩绛　甘草梢　青葱管

诒按：恰合病机。惟少腹痛者，于化瘀一层，尚须着意，拟加西珀、乌药、红花。

○经事来多去少，似崩非崩，是血虚有热也。所谓天暑地热，则经血沸溢，用白薇汤加阿胶主之。

女贞子　白薇　阿胶米粉炒　黄芩醋炒炭　归身炭　沙苑盐水炒　黄柏　白芍　旱莲草　莲心

诒按：立方精到熨帖。

○经停少腹痛，小溲淋漓有血缕，此肝火与凝瘀交阻，当导而通之。

龙胆草　小蓟炭　桃仁　大黄酒炒　山栀　冬葵子　延胡　车前子　丹皮　海金沙

诒按：立方切实。

○经行后奔走急路，冷粥疗饥，少腹疼痛连腰胁，兼及前阴。此肝肾受伤，又被寒侵而热郁也。经云：远行则阳气内伐，热舍于肾。冷粥入胃，则热郁不得伸，故痛也。遵寒热错杂例，兼腹痛治法。

川连酒炒　炮姜　桂枝　白芍吴萸三分，煎汁，炒　全当归　木通　香附　楂炭　黑栀　旋覆花　猩绛

诒按：推究病原，亲切不肤。

○《内经》有石瘕、石水之证，多属阳气不布，水道阻塞之证。少腹有块，坚硬者，为石瘕。水气上攻而腹满者，为石

水。此证初起，小便不利，今反小便不禁，而腹渐胀满，是石水之象。考古石水治法，不越通阳利水，浅则治膀胱，深则治肾，久则治脾，兹拟一方备采。

四苓散去猪苓，加大腹皮、陈皮、桑白皮、川朴、乌药、桂枝、鸡内金。

另，朝服肾气丸二钱。

诒按：煎方治膀胱，丸方治肾，方中桂枝拟改用肉桂。

○体气素亏，频年屡患咳嗽，今春产后悲伤，咳嗽复作，背寒内热，气逆痰多，脉虚数，大便溏，延今百日，病成蓐劳。按：产后血舍空虚，八脉之气先伤于下，加以悲衰伤肺，咳嗽剧发，震动冲脉之气上逆。经云冲脉为病，逆气里急。阳维为病，苦寒热。频进疏风清热，脾胃再伤，以致腹痛便溏，食减无味，斯皆见咳治咳之弊。越人谓：上损及脾，下损及胃。俱属难治。姑拟通补奇经，镇摄冲脉，复入扶脾理肺，未能免俗，聊复尔尔。

熟地<small>砂仁炒炭</small>　当归<small>小茴香三分，拌，炒</small>　白芍<small>桂枝三分，拌，炒</small>紫石英　牛膝<small>盐水炒</small>　茯苓　川贝

诒按：用熟地、归、茴、牛膝、紫石英温摄冲任，用归、芍以调阳维，用药颇为亲切。拟再加胡桃、人参、山药、沙苑、牡蛎。

○心胸觉冷，经事数月一来，食入则腹中胀痛。寒痰气郁，凝滞不通。当以辛温宣畅，遵熟料五积意。

半夏　桂枝　茯苓　苍术　白芍　川朴　川芎　归身　丹参　炙草　陈皮　枳壳　高良姜

再诊：苦辛温通之剂，而能调经散瘕，用之果效。益信古人，言不妄发，法不虚立，在用者何如耳！

前方去良姜，加茺蔚子、砂仁。

○乳房属胃，乳汁血之所化。无孩子而乳房膨胀，亦下乳汁，此非血之有余，乃不循其道，以下归冲脉而为月水，反随肝气上入乳房，变为乳汁，事出反常，非细故矣。夫血，犹水也。气，犹风也。血随气行，如水为风激而作波澜也。然则顺其气，清其火，息其风，而使之下行，如风回波转可也。正何必参堵截之法，涩其源而止其流哉？噫！可为知者道，难与俗人言也。

元精石　赤石脂　紫石英　寒水石　牡蛎　大生地　白芍　归身　茯神　乌药　麦芽　郁李仁

诒按：此等议论，全是精心结撰，毫无依傍，非胸有积理者不能道。○于乳汁变化之道，确凿指出，非见理精到者不能。○方拟去石脂、郁李，加丹参、丹皮、牛膝。

小儿门

○幼稚伏邪挟积，阻滞肠胃，蒸痰化热，肺气窒痹，是以先泻而后咳，更继之以发热也。今者便泄已止，而气急痰嘶，肺气阻痹尤甚。法当先治其肺，盖恐肺胀，则生惊发搐，其变端莫测耳。

葶苈子三钱　莱菔子三钱　六一散三钱　枇杷叶三片

再诊：痰嘶气喘逆，平其大半，热势起伏，退而复作，时下多疟，须防转疟。

白萝卜汁一杯　鲜薄荷汁半杯

二味煎浓，去上沫，加入冰糖三钱烊化，姜汁一滴冲服。

诒按：两方用药，俱清简可法，于小儿尤宜。

○先痢而后疟，已经两载，面黄内热，腹满足肿，脾气大虚，舌红形瘦，阴液大伤，童劳证也。

党参　茯苓　於术　陈皮　黄芪　泽泻　川连　神曲　防风根

再诊：疟痢三年，脾胃元气大伤，脉数舌红，腹满足肿，小溲短少，前投升阳益胃，热势略减，今拟补益脾阴，兼以化浊。然童稚阴亏，病延日久，夏令防其增剧。

党参　怀药　冬术　麦冬　五味　白芍　陈皮　茯苓　砂仁　鸡内金

诒按：小儿虚证，自以后天脾胃为主。然脉数舌红，阴液亦损，亦当稍参养阴之意。

○先天不足，三阴亏损，筋络空虚，两足蜷挛，身热骨瘦，童劳痼疾，难治。

生地　当归　牛膝　川断　狗脊　苡米　鳖甲　羚羊角　桑枝

诒按：用薏米、桑枝，于补剂中稍参风湿治法。

○断乳太早，元气薄弱，咳嗽发热，已逾四月，形瘦骨立，疳劳重证。唇红而善食，肠胃有疳虫也。

川贝　杏仁　茯苓　百部　川连　党参　地骨皮　陈皮　芜荑　款冬花　桑白皮

诒按：此方专以杀虫为主，愚意当另拟培元之法以佐之。

○马脾风，极重险证，危生倏忽，姑与牛黄夺命散。

大黄生切，四钱　槟榔一钱五分　黑牵牛三钱

共研末，分二服，白萝卜汁调服。

诒按：此古方也。病情急重，非此亦无法可挽。或有痰热壅甚者，服越婢或麻杏甘石汤亦效。

○音哑喘咳，痰声嗄咯，风痰袭肺，肺胀夹惊险候。

麻黄　杏仁　射干　桔梗　枳壳　菖蒲　前胡　白前　紫菀　桑白皮

另，白萝卜汁冲服。

诒按：此证风痰壅闭，与喉科中马脾风相类，治之稍迟，即不可救，学者最宜留意。

○痧后挟积，移热于大肠，腹中热痛，每交寅、卯二时则痛甚。拟开肺金之郁，仿丹溪论参越桃意。

良姜　桔梗　川连　通草　滑石　黑栀　楂炭　砂仁　焦曲

再诊：痧后腹痛，甚于黎明，阳气为阴寒所遏，欲升而不得升，故痛甚于黎明也。前用温寒并进见效，今仍以前法加减。

桂枝　干姜　吴萸　木香　延胡　香附　楂炭　槟榔　赤苓　黑栀　白蔻仁

诒按：此寒热错杂之证，大抵热为寒郁，故立方以寒热互用奏功。

评选爱庐医案

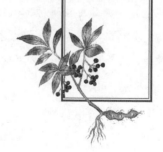

柳　序

下《爱庐医案》若干条，胥江张大曦仲华所著也。仲华，道光时人，以医术驰名江浙间。原刻上、下两卷，共一百余案。咸丰时刻于苏州，未几毁于兵燹，遂少传本。甲午夏，诒于友人案头得见抄本，假归读之，见其论病选药，思路深细，用法精到，颇能独开生面，发前人所未发。惟刻意争奇，不肯稍涉平境，因之议论有过于艰深者，立方有流于纤巧者。窃念方药之道，动关性命，非如词章曲艺，可以随人好恶，各自成家。是必博稽精采，慎所从违，庶几可法可师，不致贻误来学。因就所抄本精选而加评焉，共得二十四条，令门人录而存之。后之学者，苟由此而触类旁通，随机应变，不至如赵括之读书也，斯可矣。

光绪己亥七月柳宝诒识

内伤杂病门案二条

〇病经匝月，表热解后，杳不思纳，脉静舌净，神倦言懒，既无外感留恋，又非老景颓唐，睛光流动，面色开旷，问所服之药，苦寒沉降者多矣。谅系胃气为药所困，非病也，亦非衰也。且进和中醒中，以悦脾胃，令其纳谷乃昌。

人参须五分　炒麦冬一钱　炒橘白五分　北沙参三钱　甘草三分
霍石斛三钱　生谷芽一两，煎汤代水　野蔷薇露一两，冲服

服药后令煮糜粥，以备半夜病人思纳，切嘱不可多与。

诒按：此方清润有余，尚欠流动。如胃气呆钝，稍加香、砂；胃有寒涎，稍增姜、夏；欲专和胃，加扁豆、莲子；欲兼和肝，加木瓜、乌梅。均可于此方随宜增入也。

再诊：胃气乍醒，脉形软弱，久饥之后，脏腑之气尚微，纳谷以匀为稳。至于用药，尚利轻灵，须俟胃气日隆，方可峻补。盖凡投补剂，必借胃气敷布故也。经云：百病以胃气为本。又云：安谷则昌。其斯之谓欤？

人参须一钱　益智仁四分　炙甘草三分　石斛三钱　茯神三钱
南枣两枚　北沙参三钱　炒麦冬一钱五分　橘白七分　香谷芽一两

诒按：名言至理。凡进补剂者，须识此意。

〇竟日悲思，半载纳减。询非恼怒感触所致，在病人亦不知悲从何来，一若放声号泣，乃能爽快，睡醒之际特甚，余如默坐亦然。韩昌黎云：凡人之歌也有思，哭也有怀，出于口而为声者，其皆有不平者乎？夫悲哀属肺，寝则气窒，醒则流通。想其乍醒之际，应通而犹窒焉，是以特甚。揆之脉象，右寸细数而小滑，伏火挟痰有诸。或更有所惊恐，惊则气结，结则成

痹，痹则升降失常，出纳呆钝，胃气所以日馁耳。拟以开结通痹为先，毋急急于补也。

旋覆花一钱五分　元参一钱　炒竹茹一钱五分　瓜蒌皮一钱五分 薤白头三钱　紫菀七分　橘络一钱　安息香三枝

生铁落两许用铁锤于擂盆内，和开水，研至数百转，取汁冲入一小杯。

诒按：推想病情，思路曲折以达。

再诊：两进开结通痹之后，悲哀之态顿释，咯痰黄厚，胃纳稍思，脉之滑数亦缓，其为痰火痹结也明矣。拟以清泄通降继之，补不可投，岂妄谈哉？

炙桑皮一钱五分　炒竹茹一钱五分　瓜蒌霜一钱五分　杏仁三钱 黑栀一钱五分　丹皮一钱五分　橘络一钱　冬瓜子三钱　紫菀五分 丝瓜络一钱

内风门案一条

○眩晕多年，每发于湿蒸之令，今年初夏，潮湿过重，发亦频频，诊脉濡细，舌苔腻白。考古法眩晕一证，概从《内经》"诸风掉眩，皆属于肝"之论。大旨不外乎风阳上旋，更辨别挟火挟痰以治之。今按脉证，乃湿郁上泛，挟浊痰腻膈所致。因前人未经论及，而临证亦罕见也。拟辛香运中，以化湿化痰主之。

制厚朴一钱　煨草果四分　炒苏子一钱五分　旋覆花一钱五分 茅术一钱　制半夏一钱五分　陈皮一钱　白芥子七分　椒目五分　赤苓三钱

诒按：所论病机极合。方中尚宜参入清泄肝阳之品，如白芍、蒺藜之类方稳，苏子似不必用。

又按：黄坤载《四圣心源》中，论此等证最详。每以木燥土湿为言，勿谓前人未及也。

再诊：眩晕不复作，舌白依然，脉濡便溏，脘中较爽。信系体肥多湿，嗜酒多湿，卧于地坑之上亦感湿，好饮冷茶亦停湿。倘泥于古法，而投滋降，不亦远乎？再拟昨方加减，仍守太阴阳明主治。

茅术一钱　煨草果五分　制半夏一钱五分　土炒白术一钱五分　佩兰叶一钱五分　制厚朴一钱　旋覆花一钱五分　藿梗一钱五分　陈皮一钱　通草一钱

诒按：眩晕由于湿痰壅遏者，亦所时有。然其中必有木火内郁，为痰浊所蔽。治当于疏化湿痰之中，仍参清泄之品乃合。

湿病门案一条

〇形凛汗渍，脉濡神糊，舌如敷粉，沉睡痰迷。素系嗜酒之体，湿痰弥漫，蒙遏清阳，扰乱神明所致，非陷也，亦非闭也。慎勿开泄，拟达原饮意。

制厚朴一钱五分　煨草果五分　枳实四分，磨冲　炒陈皮一钱五分　茅术一钱五分　白芷一钱　法半夏一钱五分　山慈菇五分，磨冲

诒按：论病确凿，方亦的当，宜其效若桴鼓也。

再诊：汗渍已收，神志转清，药后呕痰盈碗，呕出渐醒，脉犹濡细，舌苔白腻，弥漫之势虽除，尚宜燥湿祛痰，从太阴阳明主治。

茅术一钱　煨草果三分　制半夏一钱五分　椒目五分　厚朴一钱　炒青皮一钱　白术一钱五分　陈皮一钱　通草一钱　白芥子一钱

失血门案一条

〇鼻衄盛发，成流不止者已三日，面赤，足冷至膝，脉数，寸关尤甚。血去过多，心荡神驰，阴亏内热之体，厥阳化火上逆，扰动脉络，血行清道，从高灌注而下，非若吐红之易定。血有几何，岂堪如此长流？拟仿志火升腾治例，用凉血滋降法。

犀角七分　炒女贞子一钱五分　黄连五分　熟地六钱　青铅一枚　炙龟板一两　旱莲草一钱　煨磁石五钱　阿胶一钱五分，蛤粉拌，炒　咸水炒牛膝一钱五分

诒按：此证甚险，用药尚称得力。〇方中当加童便冲入。

再诊：鼻衄虽止，而面色唇口㿠白，虚阳虽降，而额汗，心悸畏明，脉虚而数，舌光而颤。气乏血涵，血无气护，阴阳有离脱之象，气血有涣散之险。急进双补法，庶几有所依附，再佐咸降酸收以摄之。

人参一钱　天冬一钱五分　炒枣仁三钱　秋石二分，烊入　熟地一两　枸杞炭三钱　白芍一钱五分　阿胶一钱五分　茯神三钱　大枣二枚

消证门案一条

〇乍纳又饥，消烁迅速，如火之燎于原，遇物即为灰烬，病此半月，肌肉尽削。询系失意事多，焦劳苦思，内火日炽，胃液日干，脏阴既损，而充斥之威愈难扑灭耳。姑拟玉女煎加味。

大生地一两　麦冬三钱　元参一钱五分　阿胶一钱五分　知母二钱　石膏一两　炒白芍一钱五分　女贞子一钱五分　旱莲草一钱　甘草一钱

再诊：两进甘凉救液，大势仅减二三，渴饮反甚，溲浑而浊，上中之消，又转到肾消矣。三焦兼涉，津液必至告竭，证情极险。再拟从治之法，宗河间甘露法，必得十减七八乃幸。

熟地六钱　石膏七钱　肉桂五分　生地八钱　麦冬三钱　炙草五分　白芍一钱五分　人参一钱　咸水炒黄柏一钱五分

三诊：从治之法，始也依然，药三进，而纳日退矣。小水浑浊转清，舌苔光红亦淡。拟宗前方小其制，仍与上中下三焦并治。

熟地八钱　乌梅三分　炙草五分　川连五分　川椒廿粒　生地四钱　肉桂三分　人参一钱　麦冬二钱

四诊：连进固本从治之法，并参苦辛酸安胃，允推应手。今胃纳安常，诸恙皆平，而津液受伤已极。善后之法，自当立中育阴，以冀其复。

人参一钱　熟地五钱　天冬一钱五分　洋参一钱五分　北沙参三钱　知母一钱五分　麦冬一钱五分　石斛四钱　炙草三分

诒按：第一方力量之大，二方立法之巧，三、四方用意之周匝，随机而应，步伐井然。具此见解，庶可谈医，然已难其人矣。

呕逆门案一条

○恼怒伤肝，木火犯胃入膈，支撑胸背，呕吐血块、痰涎，不纳不便，舌白苔腻。胃为水谷之海，多气多血之府，性喜通降，所畏倒逆。经此气火冲激，湿浊乘机错乱，倘肆其猖狂，厥势立至。若再侮脾土，胀满必增，左脉弦硬，右脉细软，谷不沾唇者已五日，胃气岌矣。而呕尚甚，中无砥柱，何恃而不恐？诸先生所进苦寒沉降，盖欲止其呕而顺其气，诚是理也。然《内经》云百病皆以胃气为本，苦寒性味又属伐胃，胃不能安，药力何借？拙拟苦寒以制肝之逆，苦辛以通胃之阳，而必参以奠安中气，庶几倒逆之势得缓，幸勿拘于见血畏温之议。

人参一钱　吴萸二分　旋覆花一钱五分　川楝子七分　川椒二分法半夏一钱五分　茯苓二钱　川连三分

另，肉桂四分，酒炒龙胆草三分，二味同研，饭丸，煎药送下。

诒按：论病颇有卓见，立方亦稳。惟丸方肉桂合龙胆，一寒一热，似不如肉桂合川连，取交济之意更佳。

再诊：呕逆已止，胀痛亦缓，左脉弦硬固平，右脉歇止渐见。土德大残，中气亦竭。急进补中立中，仍参约脾制肝之法，惟望胃纳能醒是幸。

人参一钱五分　肉桂三分　炙甘草三分　白术一钱五分　茯苓三钱　炒白芍一钱五分

诒按：此建中合四君法。

三诊：胀痛大减，呕逆未平，稍能纳粥，脉俱濡细，胃气渐有来复之机。经云：纳谷则昌。信不诬也。

人参一钱　煨肉果三分　白芍一钱五分　橘白七分　白术一钱五分　炙甘草三分　煨木香三分　茯神三钱　谷芽一两

诒按：此养胃和中、善后之方。

外感门案三条

○得食则呕，已延月余，形神疲乏，宛如膈证，听其言，观其人，惟知明而动，晦而休，务农无怠者流，诊左关脉数，右关细软，舌白口苦，寒热往来，汗之有无，病者不知。盖少阳见证，原有呕恶，揆其病情，是任其呕逆，以致反胃厌谷，胃气日逆，似乎噎膈，实由邪蕴于少阳一经，胃被邪克，气不通达。据是脉证，宜先泄少阳之邪为要，拟小柴胡法，佐以辛通。

柴胡七分　制半夏一钱五分　制厚朴七分　苏叶七分　苏子一钱　炒川椒二分　橘皮一钱　青皮一钱　淡姜渣五分，后入

诒按：治病不难，难在探取病情，能得真谛。

再诊：前方嘱服两剂，据述服后壮热大汗，湿透衣被，即思纳粥，因其效验。连服一剂，今已吃饭，惟力不充耳。诊其脉，左关已软，右脉尚细，续与和中。

党参三钱　归身一钱　续断一钱　白术一钱　茯苓三钱　陈皮一钱　炙甘草三分　前胡三分　煨木香三分

诒按：方中归身、续断，似非此证所宜。

○发热恶寒，头项强痛，无汗胸痞，脉浮紧细，证属正伤寒，南方所罕见。询系连朝营墓辛勤，届在严寒，又居旷野，太阳表证悉具。宗仲圣不汗出而烦躁者，大青龙汤主之。

麻黄五分　桂枝五分　防风一钱　杏仁三钱　甘草四分　羌活七分　生石膏三钱　生姜五分　大枣二枚

诒按：证在初起，似不必遽用石膏。就案中所述，乃麻黄汤的证。

再诊：病甫两日，太阳证未罢，而阳明、少阳证已悉具。

可知南人禀赋柔弱，其传经之迅速若此。汗既未畅，拟三阳并泄。

麻黄四分　柴胡四分　白芷七分　葛根七分　羌活五分　杏仁三钱　连翘一钱五分　黑山栀一钱五分　姜渣五分　大枣三枚

三诊：汗畅热解，烦躁已除，脉转细小，形疲体酸，嗜卧，而思纳谷矣。其发也凶悍，其传也迅速，其退也亦易易。究属质弱者易感易达，不若北方风气刚劲，禀赋厚而腠理实，必至传遍六经乃已。是证若宗三时六气治之，势必淹缠几候耳。拟和营卫法。

桂枝四分　橘白一钱　姜渣三分　防风七分　茯苓三钱　桑枝五钱　秦艽一钱五分　大枣二枚

诒按：南方少正伤寒证，方案虽平浅，宜存之，以扩闻见。

〇表热九日，有汗不解，舌绛起刺，烦渴引饮，间作寒战之象，热甚下午，至夜神志时糊，脉洪无力。阳明经分之邪，又传少阳。阳明腑分之滞，灼伤津液。极似大柴胡证，而与脉情不符。细绎病情，正虚津竭，既非陷里之神糊，如何香开，致使内传。欲其腑滞能通，必俟津回液复。拟宗仲圣人参白虎汤意，参入景岳柴胡煎，庶与脉证符合，诸先生以为何如？

参须一钱　柴胡四分　石膏七钱　鲜石斛七钱　元参一钱　竹叶三钱　麦冬一钱五分　黑山栀一钱五分　知母一钱五分

诒按：于虚实进退之间，惨淡经营，良工心苦。

再诊：汗热烦渴已减，舌绛淡而尖刺已少，津液稍回，正气较振，脉数未平，神志已爽。少阳、阳明之表分既清既泄，而腑分之滞，尚待清润育阴而下也。切勿因滞而遽投荡涤，审证二字，其难其慎，临时应变，平日之工夫也。

生地四钱　知母一钱五分　银花一钱五分　赤芍一钱五分　麻仁

三钱　瓜蒌仁三钱　花粉一钱五分　丹皮一钱五分　鲜霍石斛一两

诒按：此取增液以行宿滞之意。

伏气门案一条

○表热四候，额汗如淋，汗时肤冷，汗收热灼，消滞泄邪，清补诸法已遍尝矣。诊脉虚细，惟尺独滑，舌苔已净，胃纳稍思。细绎脉证，病邪不在三阳，而在三阴。考仲圣有反发热一条，是寒邪深伏少阴之阳分。今乃湿温余邪流入少阴之阴分，良由少年肾气不藏所致。治当宗其旨，变其法。拟补肾阴，泄肾邪，一举两得，庶可许热解汗收。

熟地五钱　枸杞炭一钱　独活一钱五分　茯苓三钱　五味子七粒
细辛三分　牛膝五分　丹皮一钱

诒按：能从对面勘出，此为善读书人。惟方中熟地似不如生地为得。

再诊：热解已净，自汗亦收，脉滑已和，纯乎软弱，神情向倦，而虚象旋著，拟转用补养。

参须一钱　枸杞子一钱　山药三钱　丹皮一钱五分　福泽泻一钱
熟地五钱　杜仲三钱　茯苓三钱　牡蛎七钱　萸肉一钱五分　炙草三分

疫邪门案一条

○壮热神糊，陡然而发，脉数大，而混糊无序，舌垢腻，而层叠厚布，矢气频转，小溲自遗，脘腹痞硬，气粗痰鸣。既非寻常六气所感，亦非真中、类中之证。观其濈濈自汗，汗热而不黏指，转侧自如，四体无强直之态，舌能伸缩，断非中风。

设使外感，何至一发便剧，而安能自汗？倘守伤寒先表后里，下不嫌迟之例，是坐待其毙矣。亦曾读吴又可先里后表，急下存阴之论否？盖是证也。一见蓝斑，则胃已烂，而包络已陷，迅速异常。盍早议下，尚可侥幸，诸同学以为然否？

厚朴一钱　大黄八钱　黄芩一钱　枳实一钱　槟榔一钱　草果四分　知母一钱五分　陈皮一钱

诒按：论证明确，方亦老当，绝无帮贴肤凑之弊。

再诊：神志得清，表热自汗，腹犹拒按，矢气尚频，便下黏腻，极秽者未畅，小水点滴如油，脉数略有次序，舌苔层布垢浊。胃中秽浊蒸蕴之势，尚形燔灼，必须再下，俟里滞渐楚，然后退就于表。吴又可治疫之论，阐发前人所未备，甚至有三四下，而后退走表分者。若作寻常发热论治，岂不谬乎？

大黄五钱　枳实一钱五分　银花二钱　知母一钱五分　细川连五分　丹皮一钱五分　滑石三钱　元明粉一钱五分　厚朴一钱

诒按：此等证有下至三四次而后清者，必须有胆有识，方能奏功。○后二方亦层次井井，的是老手。

三诊：大腑畅通，悉是如酱如饴，极秽之物，腹已软而神已爽，表热壮而汗反艰，舌苔半化，脉数较缓，渴喜热饮，小水稍多。此际腑中之蒸变乍平，病已退出表分，当从表分疏通。先里后表之论，信不诬也。

柴胡五分　枳实一钱　通草一钱　紫厚朴七分　法半夏一钱五分　连翘一钱五分　橘皮一钱　赤苓三钱　大腹皮一钱五分　藿香一钱

四诊：表热随汗就和，舌苔又化一层，脉转细矣，神亦倦矣。病去正虚之际，当主以和养中气，佐轻泄以涤余热，守糜粥以俟胃醒。慎勿以虚而早投补剂，补之则反覆立至也。

桑叶一钱五分　石斛三钱　扁豆三钱　神曲一钱五分　丹皮一钱

五分　豆卷三钱　甘草三分　橘白一钱　薏仁三钱　半夏曲一钱五分

疟疾门案一条

〇间疟止后复发，发不归期，或二三日，或七八日，发则寒战热甚，两三月如此，从无汗泄，脉沉而细，形瘦骨立，胃纳式微。证由久疟伤阴，阴损不复，其为劳疟显然。现届夏令，已得可汗之时，且服存阴泄邪，以冀汗泄于表，阴复于里，转准疟期，庶有畔岸可依，拟少阳、少阴并治。

柴胡四分　大生地四钱　地骨皮三钱　黄芩一钱五分　鳖甲七钱
青蒿一钱五分　归须一钱　细辛三分　丹皮一钱五分

诒按：此病若认作虚证而投腻补，则愈补愈热，不死不休矣。幸遇明眼人识破，乃能得此生机。

再诊：药四服而值疟来，寒战依然，热势转短。热退时，汗已畅达，脉沉转出，神气觉爽，而食物有味。察其转轻之象，皆从汗后。究由外感乘虚蕴伏，愈伏愈深，延为怯象，兹有向外泄化之机。仍宗前议加减，必得转为间疟乃妥。

黄芩一钱五分　炒归须一钱五分　炒知母一钱五分　青蒿一钱五分
鳖血炒　柴胡五分　丹皮一钱五分　炒秦艽一钱五分　小生地四钱
荆芥炭一钱　豆卷三钱

诒按：得汗即是生机。仍可用大生地、归身，以助阴达邪。

三诊：疟准日作，解后有汗，寒热之势大减矣。脉形细小，舌不生苔，久疟阴伤，复其阴可耳。证属转机，已得坦途。凡腥膻鲜发，以及麦食等，均须慎禁。拟清养法，参以泄化。

洋参一钱五分　桑叶一钱五分　炙鳖甲一两　石斛三钱　丹皮一钱　青蒿一钱五分　稆豆衣二钱　谷芽一两　秦艽一钱五分

诒按：此善后之法，凡归、地等养阴之品，似不可少。

黄疸门案一条

○疸证多种，黑者属肾，肾气过损者，曰女劳黑疸。今肌肤舌质尽黑，手指映日俱黯，强壮之年，肾阳早已不举，体虽丰腴，腰软不耐久坐，脉弱神疲，纳减足冷。显属肾脏伤残太甚，尚谓北路风霜所致乎？昔有人患此，遍处医治，皆曰风毒。后遇顾西畴，道破证名，宗湿热流入肾经主治，试以此证较之，证虽同而虚实又异矣。现届深冬，姑先治本，需春暖阳和，再商他法。

血余四两　猪油一斤，熬至发枯，取油盛贮，一切食物中可以用油者，俱用之

煎方

制附子七分　炒枸杞一钱五分　炒黄柏一钱　菟丝子一钱五分　茯苓三钱　牡蛎七钱　茵陈一钱五分　杜仲三钱　熟地六钱

再诊：前方已服二十余剂，肌肤之黑半化，其势渐转阴黄，形神大振，胃纳加餐，且可耐劳理事矣。春令虽交，和暖未回，再拟补养脾肾，耐性摄养为属。

人参一钱　沙苑三钱　山药三钱　杜仲三钱　熟地一两　茯苓三钱　白术一钱五分　茵陈一钱五分　杞子一钱五分　续断三钱　菟丝二钱　泽泻一钱五分

诒按：此方中亦当再添温润之药。

三诊：肤色花斑，证转阴黄，较之黑疸浅一层矣。培植脾肾之药已进四十余剂，形神色脉，俱属平善。节令将交惊蛰，春暖之气已和，治当开泄腠理，以涤肤斑。《内经》云：必先岁

气，毋伐天和。《易》曰：待时而动，何不利之有？拟宗仲圣茵陈四逆法加减，三剂即停，接服丸药可耳。黑色退尽之时，当在夏初。

制附子五分　白术一钱五分　赤小豆三钱　麻黄五分　炒黄柏一钱　茵陈一钱五分　连皮苓五钱

诒按：此证即非冬时，亦当先以温煦脾肾为主，务使身中阳和之气渐渐煦动，然后投以此剂，方能奏效。○接服丸方未见，拟八味丸去萸、桂，加术、柏，此病证情颇奥，治法亦奇。

腹痛门案一条

○脾肾之阳素亏，醉饱之日偏多，腹痛拒按，自汗如雨，大便三日未行，舌垢腻，脉沉实。湿痰食滞，团结于内，非下不通。而涉及阳虚之体，又非温不动。许学士温下之法，原从仲圣大实痛之例化出，今当宗之。

制附子五分　肉桂四分　干姜五分　生大黄四钱　枳实一钱五分　厚朴一钱

诒按：论病立方，如良工制器，极朴属微至之妙。

再诊：大腑畅行，痛止汗收，神思倦，而脉转虚细，拟养胃和中。

北沙参三钱　甘草三分　橘白一钱　白扁豆三钱　丹皮一钱五分　石斛三钱　白芍一钱

肿胀门案一条

○旬日内遍体俱肿，肤色鲜明。始也，原有身热，不慎风而即止，亦无汗泄。诊脉浮紧，气喘促，小便闭，舌白，不思饮。证系水湿之邪借风气而鼓行经隧，是以最捷。倘喘甚气塞，亦属至危之道。治当以开鬼门、洁净府为要着。

麻黄五分　杏仁三钱　赤苓三钱　苏子二钱　桂木五分　薏仁三钱　紫菀七分　椒目五分　浮萍一钱五分　大腹皮一钱五分

外用麻黄、紫苏、羌活、浮萍、生姜、防风各五钱，闭户煎汤，遍体揩熨，不可冒风。

诒按：病名风水，立方清灵流动，颇得轻可去实之旨。

瘕癖门案一条

○少腹块垒，上攻及脘，其力猛而痛势剧，转瞬之间，腹中鸣响，则块磊一阵，向下即平。证名奔豚者，因其性情踪迹，行止类似江豚耳。然考其证有三，犯肺之贲豚属心火，犯心之贲豚属肾寒，脐下悸欲作贲豚者属水邪。今系肾水寒邪所发，体属阳亏所致。拟以真武汤参贲豚汤意。

茯苓五钱　川芎五分　小茴五分　归尾一钱　附子五分　白芍一钱　半夏一钱五分　橘核三钱　李根皮一两

诒按：案语明辨以晰，立方精切不浮。

痢疾门案二条

○腹痛下痢，昼夜无度，汗冷肢冷，脉细舌白。暑湿热挟滞互结，病经五日不减，嗜酒中虚之体，邪不能化热外达，而见多汗伤阳、多痢伤阴之险。凡里急后重、腹痛者，治法宜通。口燥、烦躁、溲秘者，又当清渗。此证中阳先馁，不能托化，邪滞未动，虚波已至，诚属棘手。姑拟温清并进，宗泻心汤意，参以疏邪化滞。若正气保和之类，何足恃耶？

制附子五分　厚朴七分　桂木五分　藿梗一钱五分　建曲一钱五分　赤苓三钱　木香三分　姜渣三分　酒炒黄连五分

诒按：此正虚不能托邪之证，若仅与苦寒香燥痢门之套药，乌能挽回？前后三方，扶阳托邪，选药俱丝丝入扣，所以奏效。

再诊：下痢减半，赤白相杂，肢冷较和，汗亦稀少，舌白苔腻不化，里急后重已缓，诊脉沉细，腹中犹痛。究属中虚湿胜，暑积阻结，不能借阳和运动。尚非坦途，再拟温中运邪一法。

制附子五分　厚朴七分　黄连三分　白术一钱五分　淡干姜四分　防风一钱　木香三分　枳实七分　丹皮一钱　赤苓三钱

三诊：痢下大减，舌苔渐化，腹痛除而宿垢亦通，小溲赤而两三度，脉象起矣，谷食思矣。中阳既得运动，无虑邪滞不化也。尚当和中。

白术一钱五分　佩兰一钱　青皮七分　藿梗一钱五分　建曲一钱五分　厚朴七分　扁豆三钱　桔梗五分　肉果四分　滑石三钱　苡仁三钱

〇暑湿热病下痢，始系赤白垢腻，昼夜数十余次，旬日后，痢虽减，而纯下血矣。伤及肝肾，病情最深，非易治者。姑先清热存阴，宗厥阴下痢之条。拟白头翁汤合黄连阿胶汤意。

白头翁三钱　秦皮一钱五分　丹皮一钱五分　黄连一钱　地榆炭二钱　白芍一钱五分　荷蒂三个　炒黄柏一钱　阿胶蛤粉拌，炒，一钱五分

诒按：方论俱明当。

再诊：下血较昨减半，而其来必阵下，肠中滑泄已甚，关闸尽撤，肾气有下脱之虑，拟用昨方参桃花汤意。

赤石脂四钱　地榆一钱　干姜炭五分　白芍一钱五分　丹皮一钱

阿胶蛤粉拌，炒，一钱五分　　炙草三分　　炒黄柏一钱　　粳米四钱　　黄连四分

　　诒按：病虽稍减，尚系紧要关头，不可松手。

　　三诊：血下缓而大减，脉微神倦，气阴并乏矣。堵塞存阴之药尚不可撤，拟就昨方加立中意。

　　原方加人参一钱另煎，冲入。

大便门案一条

　　○大小便易位而出，证名交肠。当得之大怒大饱之后，气火错乱，升降失常，以致清浊混淆，水滓不按常道而行，久则难治。

　　明矾七分，敲如绿豆大，用腐衣五层包扎，淡盐汤送下，日三服，三日九服，可愈。

　　诒按：立方简当。

外疡门案一条

　　○恼怒悒郁，内火自生，火能燥痰，则气结痰凝，火性上炎，则痰随之上窜，结核成串于左项，安保右项之不发？壮年朴实之体而得斯疾，谅亦偏于性情之固执也。倘能暂抛诵读，专以舒闷畅怀为事，则疬痰之消，犹可计日而待。盖不若自戕本元者之水亏火旺，而燥痰成串也。设听其在络内四窜，久延必至于溃，则终身之累矣。后悔莫及，聊赠数言，然乎？否乎？

　　旋覆花一钱五分　　橘络一钱　　白芥子七分　　杏仁三钱　　苏子一钱

海藻一钱五分　昆布一钱五分　丹皮一钱五分　竹茹一钱五分　香附一钱五分

再诊：通络化痰、理气开郁之方，已投七服，左项痰核软而可推，余络未审，脉仍弦数，大便五日不行。内火犹炽，再议化痰通络之法。

海藻一钱五分　鳖甲五钱　黑栀二钱　昆布一钱五分　丹皮一钱五分　旋覆花一钱五分　蒌皮一钱五分　炙甲片七分　白芥子七分　竹沥一两

三诊：前方五服，痰核已消三粒，所剩四粒亦软而小，其势不至四窜矣。脉弦小软，大便已畅。再拟消痰，以冀速除。然方药虽效，亦半借怡养工夫耳。

橘核一钱　川楝子一钱　炙山甲七分　土贝母三钱　昆布一钱　丹皮一钱五分　旋覆花一钱　海浮石三钱　黑栀一钱五分　竹沥一两

诒按：此案三方，药力不甚结实，而用意颇玲珑，在应酬方中，可云完善。

妇人门案三条

○痛经数年，不得孕育，经水三日前必腹痛，腹中有块凝滞，状似癥瘕伏梁之类，纳减运迟，形瘦神羸，调经诸法，医者岂曰无之？数载之中，服药无间，何以漠然不应？询知闺阁之时无是病，既嫁之后有是疾，痛之来源，良有以也。是证考古却无，曾见于《济阴纲目》中，姑勿道其名目，宗其意而立方。不必于平时服，俟其痛而进之，经至即止，下期再服。

荆三棱一钱　莪术一钱　延胡一钱五分　香附一钱五分　制军一钱　归身一钱五分　丹皮一钱五分　川芎四分　桃仁二钱　枳实七分

再诊：前方于第二经前三剂，经来紫黑，下有似胎非胎一块，弥月不复痛而经至矣。盖是证亦系凝结于胞中者，今既下矣，复何虑乎？

白芍一钱五分　石斛三钱　川芎五分　醋炒柴胡三分　橘白一钱　白术一钱五分　归身一钱五分　丹皮一钱五分　谷芽一两

○经停三月，骤然崩冲，阅五月而又若漏卮。询系暴崩属虚，虚阳无附，额汗头震，闻声惊惕，多语神烦，脉微虚软。势将二气脱离，其危至速。拟回阳摄阴法，急安其气血。

附子五分　鹿角霜一钱五分　杞子炭一钱　熟地七钱　五味七粒　白芍一钱五分　人参一钱　龟板一两　天冬一钱五分　山药三钱

诒按：证情已急，须得重剂方可挽回。方中选药甚合，特嫌分量太轻耳。

再诊：脱象既除，经漏较稀，脉犹濡细，神思尚怯，气血乍得依附，再宗暴崩属虚之例，拟温补法。

人参一钱　熟地一两　枸杞一钱五分　鹿角胶一钱五分　杜仲三钱　巴戟一钱五分　白芍一钱五分　归身一钱五分　阿胶一钱五分　天冬一钱五分

○上腊严寒生产，受寒必甚，当时瘀露未畅，脐下阵痛，迄今五月未止。阅所服药，皆宗产后宜温之例，固属近是，惜未考经穴经隧耳。譬诸锁则买矣，何以不付以匙？买者不知，卖者当知。病者不知，医者当知。致使远途跋涉，幸遇善与人配匙者。

肉桂二钱　细辛五分

同研末，饭丸，匀五服，每晨一服。

诒按：方颇奇特。

跋

 或问：医案古有之乎？曰：古有诊籍，《扁鹊仓公传》所记是也。曰：验乎？曰：古今不同，其品齐轻重不可得而悉也。然则柳先生奚为辑是书也，曰时近而文显，时近则阴阳之诊同，文显则质直而易晓。抑且商榷微眇，称量而出，不啻其自为之也。

 先生所辑者八家，今先刊者四种，其门人王君吉臣、柳君颂余、金君兰升，鸠资成之。王君守师法，笃风义，良足称述。金君属序于余，余不知医，勉赘数语，以质世之善读书者。

时光绪甲辰四月常熟翁同龢